Janni

Das persönliche Schicksal der Autorin ist Ausgangspunkt dieses Buches. 1975 starb ihr Mann, mit dem sie eine überaus glückliche Ehe geführt hatte. In ihrer Trauer, ihrer Auflehnung gegen die unfaßbare, plötzliche, endgültige Trennung stieß sie oft auf verständnislose Reaktionen, selbst bei Menschen, die ihr nahestanden. Hilfe fand sie am ehesten bei Frauen, die Ähnliches erlebt hatten. Aus dieser Erfahrung entstand der Gedanke, Gespräche mit solchen Frauen festzuhalten.
Acht Interviews sowie der eigene Bericht der Autorin sind in diesem Buch aufgezeichnet. Es erzählen Frauen verschiedenen Alters und ganz unterschiedlicher Herkunft. Doch werden immer wieder die gleichen Probleme deutlich. Materielles steht meist weniger im Vordergrund. Eine viel größere Rolle spielt für jede Frau die seelische und soziale Situation, die Schwierigkeit, mit dem plötzlichen Abreißen einer starken Bindung und zugleich mit einem veränderten Verhalten der Umwelt ihr gegenüber fertig zu werden. Fast zwangsläufig gerät sie in innere und äußere Isolation, aus der ein Ausbrechen unmöglich erscheint. Die Zeit heilt nicht die Wunden, die ein solcher Verlust schlägt; sie kann vielleicht den Schmerz mildern. Ganz entscheidend aber kommt es auf die Geduld und wirkliche Hilfsbereitschaft der Umgebung an.

Marlene Lohner studierte Germanistik in Erlangen und unterrichtete deutsche Sprache und Literatur an der New York University. 1962 übersiedelte sie mit ihrem Mann, dem Literaturwissenschaftler Edgar Lohner, und den beiden Söhnen nach Stanford/Kalifornien. Zahlreiche Übersetzungen literaturtheoretischer Arbeiten aus dem Englischen. 1973 Rückkehr der Familie in die Bundesrepublik. 1975 starb Edgar Lohner.
1977 begann Marlene Lohner als Dozentin für Literatur an der Volkshochschule Wiesbaden zu arbeiten. Im Fischer Taschenbuch Verlag gab sie das Buch ›Was willst du, du lebst. Trauer und Selbstfindung in Texten von Marie Luise Kaschnitz‹ (Band 10728) heraus.

Marlene Lohner

Plötzlich allein

Frauen nach dem Tod des Partners

Fischer Taschenbuch Verlag

Die Frau in der Gesellschaft
Herausgegeben von Ingeborg Mues

Neuausgabe
Veröffentlicht im Fischer Taschenbuch Verlag GmbH
Frankfurt am Main, Oktober 1997

Lizenzausgabe mit freundlicher Genehmigung des
S. Fischer Verlags, Frankfurt am Main

Gesamtherstellung: Clausen & Bosse, Leck
Printed in Germany
ISBN 3-596-13838-8

Gedruckt auf chlor- und säurefreiem Papier

Dem Gedächtnis meines Mannes

Und Trost ist nicht, da du mein Trost gewesen
Und Rat ist nicht, da du mein Rat gewesen
Und Liebe nicht, da ich um deinetwillen
Die Welt geliebt.

aus: Marie Luise Kaschnitz, ›Requiem‹

Und Trost ist nicht, da du mein Trost gewesen
Und Rat ist nicht, da du mein Rat gewesen
Und Liebe nicht, da ich um deinetwillen
Die Welt geliebt.

aus: Marie Luise Kaschnitz, ›Requiem‹

Vorwort

Als mein Mann vor sechs Jahren starb, suchte ich in meinem verzweifelten Zustand nach Menschen, die mir hätten helfen können. Mir wurde nach und nach klar, daß es nur wenige gibt, die fähig oder willens sind, einen Trauernden durch alle Phasen des Schmerzes, der Hoffnungslosigkeit und, bestenfalls, der langsamen Regeneration zu begleiten. Hemmungen, Ängste und Mangel an Einfühlungsvermögen von seiten der Umwelt treiben den Betroffenen nur noch mehr in die innere und äußere Isolation.

Das größte Verständnis für meine Lage fand ich bei denjenigen, die Ähnliches erlebt hatten. Dabei spielte es überhaupt keine Rolle, aus welcher sozialen Schicht diese Menschen kamen. Das Entscheidende war die Intensität der Beziehung zum Partner und damit die »Fallhöhe« nach dessen Tod.

Es gibt zwar seit einigen Jahren wissenschaftliche Veröffentlichungen über das Thema Partnerverlust, aber einem Trauernden bieten sie wenig Hilfe. Es schien mir daher wichtig und notwendig, die Betroffenen selber zu Wort kommen zu lassen. Die Reaktionen auf Verlust sind ebenso vielfältig wie die vorhergegangenen Bindungen. Ich habe mich bei meiner Auswahl ganz bewußt auf solche Gesprächspartner beschränkt, von denen ich wußte, entweder aus eigener Kenntnis oder durch andere, daß ihre Ehe gut und daher der Verlust sehr einschneidend gewesen war.

Ich habe die einzelnen Interviews in Inhalt und Sprache nicht verändert, habe aber um der Lesbarkeit willen gelegentlich Kürzungen und Umstellungen vorgenommen. Aus dem gleichen Grunde habe ich meine eigenen Fragen weggelassen; sie gehen aus dem Zusammenhang hervor. Angesichts der besonderen Problematik habe ich auf Kommentare zu den einzelnen Interviews verzichtet und möchte es dem Leser überlassen, sich seine Gedanken zu machen. Mein eigener, auf Tonband gesprochener Beitrag ist, dieser Situation gemäß, weniger spontan als die anderen Interviews und mag in seinen reflektierenden Teilen als eine Art Kommentar verstanden werden. Einige allgemeine Überlegungen zum Thema, auch über die Frage, warum hier nur Frauen zu Wort kommen, werden im Nachwort angestellt.

Dies ist ein Buch über Gefühle, über starke Gefühle. Es ist jedoch – dieser Unterschied wird leicht übersehen – weit entfernt von jeder Sentimentalität. Daß dies möglich war, dafür danke ich vor allem meinen Gesprächspartnerinnen sowie denen, durch die ich sie kennenlernte.

Oktober 1981 M. L.

Ingrid Kiepe, geboren 1935, war Lehrerin. Nach ihrer Heirat arbeitete sie in der Praxis ihres Mannes. Seit dem Tode ihres Mannes übernimmt sie Lehraufträge an einer Krankenpflegeschule sowie im Bereich »Deutsch für Ausländer« an einer Volkshochschule. Ihr Mann war Arzt. Er starb 1978 im Alter von 45 Jahren an Krebs. Sie waren 16 Jahre verheiratet. Frau Kiepe hat keine Kinder.

Die Diagnose kam aus völlig heiterem Himmel. Zunächst war da nur ein furchtbares Entsetzen, gegen das ich versucht habe, mich zu wehren und dabei wußte, daß man sich nicht wehren kann. Ich hing in der Zeit, in der mein Mann krank war, voll in der Praxis drin. Das war auch die Besonderheit unseres Zusammenlebens, daß er sich in der Praxis ganz auf mich im Hintergrund verlassen hat. Und dann eben auch sagte, von dem Moment an, in dem er sich ins Bett legte: »Fahr hin, organisier die Vertretung mit den Kollegen und verteil einfach die Leute, berate, soweit du kannst, am Telefon, und sonst kannst du mich am Bett anrufen, und bring mir die Rezepte mittags mit, und du kannst die EKGs schreiben und das Labor machen, mit dem Befund kann ich mittags schon sagen, was zu machen ist.« So stand ich auch unter einer ungeheuren zeitlichen Belastung und mußte in dem Moment, in dem ich ihn in die Klinik gebracht hatte, für ihn nach außen einfach so weitermachen, damit er uns das ja glaubte, was wir ihm gesagt hatten. Bei der Diagnose »Krebs« mit Metastasen überall, in einem so fortgeschrittenen Stadium, kann man voraussagen, das ist eine Zeit von vierzehn Tagen bis zu einem halben Jahr. Da ging es für mich nur darum, mich irgendwie für ihn zusammenzurappeln und weiterzuma-

chen. Der behandelnde Arzt hatte mich gefragt: »Sind Sie in der Lage, sich so zu beherrschen?« Ich habe das bis zum Schluß durchgehalten.
Das war in der Zeit das Allerschwierigste, spielen zu müssen, es wird wieder gut, halt nur still; und dabei innerlich so zerrissen zu sein, entsetzlich.
Wir hatten früher öfter über den Tod gesprochen, aber eigentlich nie über unseren eigenen. Mein Vater war ganz plötzlich gestorben, und meine Mutter stand damals sehr allein, sehr abgekapselt, und hatte eigentlich nur uns Kinder. Anhand dieses Beispiels haben wir uns über Partnerverlust unterhalten, und da diese Themen in den medizinischen Blättern damals gerade in der Gerontologie auftauchten, zum Beispiel über Witwen, die besonders leicht sterben, also über das Phänomen, dem anderen nachzufolgen, hat uns das medizinisch und psychisch beschäftigt, und wir haben darüber gesprochen und gelesen. Aber wenn man selber dann dasteht, helfen einem diese Theorien wenig. Ich kann bei mir Reaktionen wiederfinden, ich kann sie erklären, aber das erleichtert nichts.
Mein Mann war sehr gläubig. Für ihn war der Tod doch ein gewisses Sich-Vollenden, in der Hoffnung, daß da irgend etwas weitergeht oder einen Sinn gehabt hat. Aber mein Mann war nicht der große Grübler; er ließ in gewisser Ruhe und Zufriedenheit oder Gelassenheit die Dinge an sich herankommen. Auch da, wo ich mal Zweifel geäußert habe, war er derjenige, der sagte, »Komm, alles genau wissen können wir nicht, wir sind ja nur Menschen, frag nicht zu sehr.« Von daher war also der Tod im Gespräch zwischen uns. Aber auf der anderen Seite steht die große Frage: was hat er gewußt, was hat er geahnt? Wie ich ihn kenne, hat er nichts geahnt. Das wäre nicht seine Art gewesen, mich dann so unvorbereitet zu lassen, dann hätte er mir eher Versicherungsmappen in die Hand gedrückt, es

wären also Dinge zwischen uns geregelt worden, die nicht geregelt waren.
Aber hin und wieder kam das Problem schon zur Sprache: »Weißt du, wenn bei mir mal etwas sein sollte wie bei meinem Vater (mein Schwiegervater ist an Krebs gestorben), also so scheibchenweise zerhacken wie der lasse ich mich nicht. Das habe ich mir vorgenommen, ich mache durch bis zum Ende, und dann könnt ihr mich zu Tode pflegen.« Wie man dann so reagiert, man sagt, sag mal, du spinnst, du kannst doch nicht bei jeder Gelegenheit gleich an so was denken. Wir waren eigentlich beide optimistisch in unserer Grundstimmung, wir haben nicht immer gleich das Schwärzeste angenommen.
Was mich jetzt ein wenig tröstet, was auch Freunde, wenn sie über uns sprechen, immer sagen: »Gott, haben die die Jahre, die sie miteinander hatten – es waren sechzehneinhalb – einfach genossen.« Soweit wir es konnten, sind wir verreist. Wir haben Deutschland angeguckt, wir haben dann später mit großer Liebe Italien bereist, und dann in dem Maße, wie wir es finanziell konnten, haben wir Zwischenurlaube gemacht. Mein Mann sagte oft: »Mein Beruf ist mein Hobby, ich arbeite, ich verdiene Geld, um reisen zu können«, und das haben wir getan; er hat sich und auch mir spontan jeden Wunsch erfüllt, der zu erfüllen war. Ich sitze hier in einer Wohnung, wo jedes Stück gemeinsam gekauft ist auf unseren Reisen. So haben wir lauter Dinge um uns herum gesammelt, und ich bin froh, daß wir es getan haben, denn jetzt sind die Dinge da, ich freue mich daran. Ich bin aber nicht im geringsten daran interessiert, auch nur noch die kleinste Kleinigkeit dazuzukaufen, weil die gemeinsame Freude fehlt. Wofür denn noch? Die Prioritäten haben sich doch gewaltig geändert. Es ist im Grunde genommen nichts mehr wichtig. Wichtig ist nur noch: mit Anstand weiterleben, weil ich nun mal weiterleben muß, und dabei die Haltung bewahren.

Die Gedanken kreisen fast pausenlos um meinen Mann. Es gibt keine besonderen Auslöser. Das kann ein Sonnenstrahl sein, ein Vogel, ein Buch, das ich in die Hand nehme, eigentlich pausenlos. Ich kann's auch nicht steuern. Man lebt ja auch weiter, ohne immer zu denken. Aber jedes Zur-Ruhe-Kommen ist Erinnern.

Wenn die Leute sagen, es wird irgendwann ja einmal besser, dann sträubt sich alles in mir dagegen. Ich möchte die Erinnerung genauso lebendig halten, wie sie jetzt ist. Andererseits fände ich es schon etwas leichter, wenn es nicht mehr so weh täte, nicht mehr so beißen würde. Trotzdem ist mir, glaube ich, das Beißen immer noch lieber als das Vergessen. Viele Witwen, die mir schrieben, meinten, nichts kann da helfen als die Zeit, die Zeit heilt. Und ich habe immer gesagt, jetzt noch genauso wie am Anfang, die Zeit wäre dann mein Feind, weil ich nicht will, daß das heilt.

Ganz schlimm war das Forträumen der Sachen meines Mannes. Ich mußte den Schreibtisch durchsehen. Das war das einzige gewesen, wo ich früher nicht dran durfte. Ich hatte das Gefühl, ich betätige mich als Leichenfledderer. Bei jedem Stück, das ich wegtat, war mir zumute, als wenn auch ein Stück von meinem Mann selbst verlorenginge.

Von dem Moment an, wo die ersten vom Tode meines Mannes wußten, konnte ich mich nicht mehr retten vor Anteilnahme. Einerseits hat mich das enorm belastet, weil ich dauernd am Telefon hing und mit jedem reden mußte und mit jedem weinte. Aber es hat mir doch auch geholfen. Wie sie meinen Mann gelobt haben, wie Achtung, Liebe, Dankbarkeit für ihn zum Ausdruck kamen, das hat mir ungeheuer gutgetan.

Ich bin dieser Tage durch die Stadt gegangen und einer Mutter begegnet, die ich aus der Praxis kenne, mit den kleinen Kindern, die flitzten so an mir vorbei, und weil ich die immer gern gemocht hatte, habe ich dann gesagt:

»Guten Abend, Frau . . .«, und sie kommt auf mich zu und fällt mir auf der Straße um den Hals, fängt an zu weinen und sagt: »Mein Gott, was bin ich froh, daß ich Sie mal sehe, ich muß Sie in den Arm nehmen, ich muß Sie mal drücken. Wir denken oft an Sie, wie geht es Ihnen, lassen Sie sich anschauen, was machen Sie?« Und dann natürlich: »Ich kann überhaupt nicht mehr an Ihrem Haus vorbeigehen. Ihr Mann war ein so guter Mensch, er hatte immer so viel Verständnis, wir konnten mit allen Kleinigkeiten kommen, auch wenn es private Dinge waren, und wie er immer lustig war!« Also dieses Gefühl, daß er für manche Leute noch existiert, daß sie mit Dankbarkeit an ihn denken, das ist es, was mir so guttut. Daß er über seinen Tod hinaus wirkt.
Sehr geholfen hat mir die Hilfsbereitschaft im Kollegenkreis. Die war so unwahrscheinlich! Die sagten zum Beispiel: »Wenn die Praxis noch nicht im Januar, sondern erst im Februar verkauft werden kann, dann versorgen wir in der Zwischenzeit Ihre Patienten, ohne die Krankenscheine zu benutzen. Und wer dann die Praxis übernimmt, der bekommt von uns die Blankoscheine.«
Mein erster Gedanke war gewesen: am liebsten würde ich gegen den nächsten Baum fahren. Aber die Welle der Hilfsbereitschaft war so groß, daß ich zunächst darüber hinwegkam; die hat mich über die ersten Monate gerettet. Ja, und dann hat mir eine alte Dame gesagt: »Kind, du bist so schrecklich ungeduldig, Schluß machen kannst du immer noch. Du kannst doch nicht verlangen, daß man nach einem halben Jahr oder einem Jahr das Ganze schon überstanden hat. Setz dir eine Frist, sagen wir mal von zwei bis drei Jahren, dann kannst du es ja immer noch tun.« Das war einfach umwerfend. Wenn man so sagt, ich mag nicht mehr, ich will nicht mehr, dann kommen alle Leute und sagen, du mußt, es wird wieder besser. Das ist genau das, was ich in der Situation auch gesagt haben würde. Aber da

zu sagen, du bist ungeduldig, und setz dir mal 'ne Frist, dann kannst du's ja immer noch tun, das war so verblüffend, daß ich mir von dem Moment an wirklich gesagt habe, also probier es mal erst. Das hat mir geholfen.
Taktlose Bemerkungen hab ich auch gehört. Man wird ja dauernd gefragt: »Wie geht es Ihnen?« Da hätte ich jedem ins Gesicht springen können, weil ich immer dachte, was erwartet ihr denn von mir? Nun kenne ich von meinem Mann her nur die Haltung: auch wenn's mir dreckig geht, sage ich trotzdem »prima«; dann stutzen alle, und keiner fragt mehr weiter. »Schlecht« will ja auch gar keiner hören.
Einmal wurde ich ausgerechnet von einem Arztkollegen meines Mannes gefragt, wie es mir ginge, und ich dachte, hier kann ich nun wirklich ehrlich sein, und sagte: »Oh, ich bemühe mich, den Kopf über Wasser zu halten«. Darauf wurde ich von oben bis unten gemustert, und dann kam ein entrüstetes: »Stellen Sie sich doch nicht so an!« Den hab ich buchstäblich stehenlassen, bin dann nur noch in die Wohnung und hab mich ausgeheult. Das fand ich so taktlos, so gemein und so unvorstellbar grob, daß ich mir gedacht hab, hat der denn völlig vergessen, wen er vor sich hat? Denn bewußt kann man doch so was eigentlich niemandem sagen.
Was mir schwerfällt, wenn ich mit anderen Menschen zusammenkomme, mit Freunden, sehr guten Freunden sogar, daß ich dann eigentlich nicht über meinen Mann reden kann. Dabei interessiert mich nur ein Thema: mein Mann, wie er war, wie er ist, weil ich immerfort an ihn denke, und eben auch nicht will, daß die anderen ihn vergessen. Ich hatte Freunde zu Besuch, die meinen Mann länger kannten als ich. Sie war mit meinem Mann auf der selben Schule, das war fast eine Kinderfreundschaft. Wir hatten uns spontan alle vier gut verstanden. An diesem Abend wurde eigentlich nur über Belangloses gesprochen,

über Urlaub, Kinder usw., aber mit keinem Wort das Persönliche berührt, wie: Kommst du zurecht? Wie geht es dir, du machst 'nen relativ gefestigten Eindruck, oder so, nichts Persönliches. Die haben natürlich auch immerfort daran gedacht. Ich hab auch den Namen meines Mannes erwähnt, und irgendwo ergab es sich, daß wir sogar in Fotoalben geblättert haben. Ich glaube, es ist einfach eine Unfähigkeit, die eigenen Gefühle auszudrücken. Ich kenne die beiden, die sind gar nicht oberflächlich, ich glaube, es ist nur eine fürchterliche Angst, sie könnten mir weh tun. Und es ist auch die Angst, sie könnten selber die Fassung verlieren. Das ist nämlich das Eigenartige, das auch dabei mitspielt, daß sie sich nicht trauen, selber aus der Fassung zu geraten. Als wenn es der Tod nicht wert wäre, mal die Fassung zu verlieren! Im Grunde weiß ich, sie denken auch mit Trauer an meinen Mann. Aber, daß sie es mir nicht sagen können, mir gegenüber nicht verbalisieren können, das hat mich verletzt. Ich kann sie doch nicht, wenn sie hier bei mir sitzen, attackieren: »Zum Donnerwetter, redet jetzt mal was über ihn!« Ist einer nicht erst dann tot, wenn er »totgeschwiegen« wird?
Ich gehe jetzt ganz bewußt überall dahin, wo ich mit meinem Mann war. Das einzige, was ich nicht getan habe, ich bin diesen Sommer nicht nach Italien gefahren. Das werde ich wohl noch lange nicht tun, denn Italien als Reiseland hat so unendlich viel Gemeinsamkeiten, daß sich mir, wenn ich es jetzt täte, der Eindruck von dem Land irgendwie verändern würde, das wäre auch von daher falsch. Dagegen in der Gegend, wo ich lebe, die wir uns gemeinsam ausgesucht haben, die wir gemeinsam so schön fanden, daß wir gesagt haben, wir wollen nicht mehr hier weg, da kann ich weiterleben, wenn ich versuche, in den Wald zu gehen, wo wir gemeinsam waren, in die Lokale im Rheingau, wo wir gemeinsam waren, ins Konzert . . . Aber ich empfinde jetzt alles natürlich anders, ganz anders. Es ist

alles so viel leerer, es berührt mich alles nicht mehr so. Ich mache Dinge weiter, weil ich ganz bewußt hinter den Dingen versuche, meinen Mann zu finden, aber es gibt mir im Grunde genommen nichts mehr. »Nichts mehr« muß ich jetzt auch wieder vorsichtig sagen, das ist sehr grob ausgedrückt. Es gibt mir weniger. Ich glaube, es ist auch ein gewisses »ich will mich nicht anrühren lassen«, denn wenn ich mich allzusehr anrühren lasse, gerade im Konzert, dann schwimme ich weg, das geht halt nicht, und von daher baue ich dann so eine Art Mauer auf. Es fehlt mir einfach bei allem, was ich tue, der Partner, die Resonanz, das gemeinsame Tun, das Darüberreden, obwohl wir gar nicht so fürchterlich viele Dinge beredet haben. Aber wenn nur der eine sagte: »Du, guck mal wie schön«, dann war der andere eben da, oder wenn man eine ganze Stunde im Wald nebeneinander hergelaufen ist, und dann einer sagte: »Was hast du jetzt eigentlich gedacht und gegrübelt?« und dann kam: »Ja weißt du, ich hab mir gerade überlegt, wie ich das und das machen will.« Irgendwo ging dann jeder mit seinen eigenen Gedanken, aber wir waren zusammen. Und außerdem ist das ja auch das Schöne an einer erfüllten Ehe, daß man schweigen kann miteinander, daß man sich einfach so wohl fühlt in der Nähe des anderen, daß man ganz frei ist, sich den eigenen Gedanken hinzugeben. Man fühlt sich so wohl, wohl, weil man so sein kann, wie man ist.

Manchmal, wenn ich mich jetzt von außen beobachte, also was für Verrenkungen führe ich da auf, um jemandem gefällig zu sein und vielleicht neue Menschen zu finden. Sich erst wieder zeigen zu müssen, wie man eigentlich ist . . . Das finde ich so schwer, ich weiß ja im Moment gar nicht, wie ich bin und wer ich bin. Also irgendwo ist da ein verrückter Identitätsverlust, Verlust an Selbstwertgefühl. Logisch ist mir das nicht einsehbar; mit dem Verstand, mit dem Intellekt komm ich diesem Selbstwertverlust eigentlich überhaupt nicht nach. Ich kann es mir nur emotional erklären, daß man, wenn man sich so halb und so verloren fühlt, sich auch nur halb so viel »wert« fühlt. Nein, eigentlich würde ich sagen, ich bin nicht weniger wert als vorher, aber ich *fühl* mich irgendwie viel schmaler, ich *mach* mich auch schmaler. Wenn ich mich früher irgendwo an einen Tisch gesetzt hab an den Platz, der *mir* paßte, guck ich heute mehr, wo setzen sich die anderen hin, welcher bleibt noch übrig. Irgendwie bin ich ja doch bescheidener geworden. Früher war das: hier bin ich. Dieses sich selber nur als halb empfinden, drückt sich dann wohl aus als »Halbwertigkeit«. Es ist etwas Merkwürdiges. Wenn ich mich vielleicht früher zurückgesetzt gefühlt hätte, ist es mir heute auch egal, ich fühle mich dann nicht zurückgestoßen, zurückgestellt.

Ich fahre oft sonntags mit Freunden in den Rheingau, und es ist selbstverständlich, daß ich im Auto hinten sitze. Meine Mutter fragte mich neulich: »Sitzt du vorn oder hinten?« Da sag ich, ich sitze hinten. Ich hab ihr gesagt: »Mutti, wenn ich und der Benno irgend jemanden mitgenommen haben, dann haben die ja auch hinten gesessen, denn er hat Wert darauf gelegt, daß ich vorn neben ihm saß. Er hat gesagt, ich fahr ja als erstes mit dir, alle anderen kommen danach. Insofern ist es völlig selbstverständlich, daß die Renate neben dem Horst sitzt, die nimmt mich ja auch nur mit, und damit gehör ich nicht als Ehrengast vorn hin, sondern hinten.« Das ist aber eine ganz typische Situation. So geht es jetzt dauernd, man sitzt hinten.

Was mich ganz arg getroffen hat, war eine von diesen Mitnehme-Aktionen. Sehr gute Freunde von uns – wir haben immer gemeint, es wären sehr gute Freunde – planten im Frühjahr eine Reise nach Israel und fragten: »Sag mal, hast du nicht Lust, über Ostern mitzufahren?« Und da mich Israel immer schon gereizt hat und es im übrigen eine reine Besichtigungsfahrt war, hab ich gesagt, ich fahr die eine Woche mit, mach nur die Besichtigung mit, und wenn ihr euch dann an den Strand legt, fahr ich wieder nach Hause. Diese eine Woche Israel, mal was ganz anderes sehen und tun, tut mir sicher gut und ist eine Abwechslung, also ich fahre gerne mit. Da ging es aber bei den Vorbereitungen schon los, ich wurde nicht richtig informiert und wußte so gar nicht, was nun lief, das hat mich schon geärgert. Am ersten oder zweiten Tag in Israel wurde vor versammelter Busmannschaft auf einmal gefragt: »Ist das nicht schön hier, Ingrid, bist du nicht froh, daß wir dich mitgenommen haben?« Da war ich so sprachlos, daß ich gesagt hab, ja, ich bin sehr froh, aber auch im selben Moment am liebsten gesagt hätte, verdammt noch mal, ich habe es auch selber bezahlt! Es war mir selbstverständlich, daß ich auch meine Getränke selbst bezahlte, mir dann aber natürlich das bestellte, was ich gern wollte. Dann hieß es irgendwann: »Wir könnten auch eine Flasche zusammen trinken.« Gut, aber dann wurde ich überhaupt nicht mehr gefragt, und das fand ich dann nicht mehr so toll. Nachher hab ich mir gesagt, Gott, bist du empfindlich, nimm's doch nicht so ernst. Aber irgendwo empfindet man sich doch als ein Mensch zweiter Klasse . . .

Bei einem anderen Ehepaar, auch ganz alte Freunde meines Mannes, fühle ich mich vollkommen wohl. Sie haben mir seitdem am meisten weitergeholfen. Er ruft mich abends mal an und sagt: »Kommt doch rüber, jetzt schwätzen wir noch ein Stündchen.« Und sie fragt auch mal: »Wie geht's dir wirklich? Deine Stimme klingt so komisch, pack mal aus.« Sie ist ein sehr herber Mensch, aber sie sagt mir: »Wenn dir danach ist, setz dich ins Auto und komm rüber. Wir heulen ein Stück zusammen, dann geht's wieder besser.« Die beiden meinen es ganz ehrlich und ganz lieb.

Mein Mann und ich haben einen guten Freund gehabt, mit dem wir jahrelang zusammen gereist sind. Er ist Philosoph und sehr an Psychologie interessiert, und trotzdem hat er für meine Situation am wenigsten Verständnis gehabt. Die Vorgeschichte war bei der Friedhofsverwaltung beim Aussuchen der Grabstelle passiert: »Sie brauchen nur ein Einzelgrab, denn in Ihrem Alter haben Sie noch eine Lebenserwartung von dreißig Jahren.« Dreißig Jahre noch, das hatte ich mir noch nicht so klargemacht. Diese dreißig Jahre, die standen vor mir wie ein Berg oder wie ein Abgrund, eine ganz entsetzliche Vorstellung. Irgendwann in einem Gespräch mit diesem Freund ergab es sich dann, daß ich sagte, ich will ja gar nicht so lange leben, der Herr bewahre mich davor. Und da sagt er doch tatsächlich: »Ach, heute ist Altwerden doch nicht mehr schlimm. Da färbst du dir die Haare und kriegst ein neues Gebiß!« – den Rest hab ich nicht mehr gehört, ich hab nur noch gebrüllt.

Auch sonst ist das so eine Sache mit dem Einfühlungsvermögen. Zum Beispiel hör ich öfters: »Noch ist ja alles sehr frisch, aber irgendwann werden Sie doch wieder heiraten. Sie werden schon wieder einen Partner finden, so wie Sie aussehen, und so lebenslustig, wie Sie sind.« Also, das ist mir so unvorstellbar. Ich weiß auch gar nicht . . . das heißt, ich will auch gar nicht. Das ist aber eine ganz andere Überlegung, die ist eigentlich auch viel älter. Die war schon klar formuliert zwischen meinem Mann und mir, daß ich gesagt habe, weißt du, so wie ich mit dir stehe und so wie wir uns aufeinander eingestellt und eingespielt haben, ist das wunderbar, aber in die Abhängigkeit von einem anderen Menschen würde ich mich nie wieder begeben. Man begibt sich mit der Heirat und mit dem Zusammenleben in eine ungeheure Abhängigkeit, und dafür wäre ich heute zu selbständig. Das kann man doch nur, wenn man so in zwanzig Jahren miteinander gewachsen ist und in die gleiche Richtung gewachsen ist.

Wenn ich noch mal über das Selbstwertgefühl nachdenke, dann fällt mir da vielleicht eine Erklärung ein. In der

Gemeinsamkeit gab es ja doch unendlich viele Gelegenheiten, wo einem der Partner gesagt hat: »Du siehst gut aus, du gefällst mir, du bist die Beste, du hast so gut gekocht, du hast die und die Situation blendend gemeistert, auf dich kann man sich verlassen.« Man hat eigentlich doch dauernd die Selbstbestätigung, na, wie heißt es so schön heute, das Erfolgserlebnis, und genau das fehlt einem, und zwar in einem ganz entscheidenden Punkt, nämlich emotionell.
Daß ich nun rational in meiner Arbeit beim Unterrichten feststelle, heute sind die Kinder mitgegangen, ich habe sie gefesselt, sie waren wie die Mäuschen still – das ist doch nur eine Art rationaler Selbstbefriedigung, wo man sagen kann, nun ja, ganz schön. – Aber früher, von dem Moment an, wo wir die Praxis zusammen einrichteten und Hand in Hand arbeiteten, war es phantastisch, und ich bin auch mit einer Erkältung oder Kopfweh in die Praxis gefahren, weil das unsere Gemeinsamkeit war. Das war dann Arbeit, die hat mir Freude gemacht. Das war nicht: jetzt muß ich wieder einen Beruf haben, weil ich die Zeit totschlagen muß oder weil ich Geld verdienen möchte.
Meine jetzige Tätigkeit dagegen – ich bin Dozentin an einer Krankenpflegeschule und gebe Deutschunterricht für Aussiedler und Italienerkinder – ist ganz bewußt eine Ablenkung von mir selbst. Ich brauche dieses Gefühl des menschlichen Engagements über den reinen Unterricht hinaus, daß ich noch helfen kann, rational, weil ich denke, daß ich, zwar auf anderer Ebene, ein bißchen die Arbeit meines Mannes weiterführen kann.
Aber selber sich bestätigt fühlen, nicht bestätigt nur, sondern auch angenommen fühlen, das fehlt. Und im Grunde genommen kann man ja nur leben aus einer Annahme. Man empfängt den Sinn seines eigenen Lebens aus der Annahme durch den anderen. Und diese Annahme, die so selbstverständlich dazugehört in einer Partnerschaft, die fehlt eben vollkommen, und von daher fühle ich

mich jetzt so am Rande meiner Existenz. Ich habe mal den Vergleich gebraucht, ich fühl mich eigentlich so wie ein herrenloser Hund. Der geht so überall hin, guckt mal, ob er es da aushalten kann und dann läuft er wieder weg in seinen eigenen Bau. Ich weiß nicht mehr, wo ich hingehöre. Andere Leute können sagen, du gehörst zu uns dazu – es lebt doch jeder sein eigenes Leben. Manchmal in Momenten denk ich, verdammt noch mal, warum hast du es nicht so gut, aber mehr in dem Sinne: ich hätte es auch gern so gut wie ihr, und nicht, ich neide es euch persönlich. Es ist »Neid«, der bei mir das Loch sieht, das bei anderen ausgefüllt ist. Insofern gehöre ich also doch nicht zu den anderen dazu, denn das Leben geht weiter, und es ist sehr schnell weitergegangen. Bei mir ist der Faden gerissen, das läßt sich nicht flicken, und das läßt sich nicht heilen. Der Schmerz wird vielleicht im Laufe der Zeit etwas geringer.

Von seiten der »Selbstverwirklicher« hört man heute ständig, daß es völlig gegen den Sinn des Menschseins sei, wenn man sich in der Ehe einem anderen Menschen total ausliefere. Dieses »total Ausliefern« ist der größte Käse, der zur Zeit verzapft wird, denn wenn sich zwei Menschen liebhaben, dann liefert sich nicht einer dem anderen aus, dann liefert sich die Frau dem Mann nicht aus, und der Mann fällt nicht über die Frau her, weder sexuell noch emotional, noch sonst irgendwie menschlich; denn dann ist ja das, was an täglichen Problemen anfällt, ein gemeinsames Problem, und dann geht nicht eines über den anderen hinweg, um seinen Willen durchzusetzen, um »sich zu verwirklichen«. Im übrigen glaube ich, daß man in der Partnerschaft genausogut ein selbständiges Ich werden kann, wenn nämlich der eine des anderen Ich fördert und nicht unterdrückt. Diese heute zitierte Selbständigkeit ist im Grunde genommen gar nichts anderes, als daß jemand immer nur »ich« sagt. Das ist doch reiner Egoismus. Soweit

ich mich selber kenne, und wie auch andere mich beurteilen, weiß ich sehr genau, was ich will. Ich kann mich durchsetzen, vielleicht im Moment nicht so, weil ich einen Knacks habe, aber ich bin ich, und ich bin immer noch ich geblieben. Doch ich habe mich zu dem, was ich bin, entwickelt an der Seite meines Mannes, auf dem Hintergrund, den er mir geschaffen hat; denn das gehört unbedingt mit dazu, mit den Möglichkeiten, die sich mir durch ihn aufgetan haben, durch unsere Gemeinsamkeiten. Ich bin im letzten nur ich selbst geworden, weil ich mit diesem Mann zusammengelebt habe. Wenn ich mit einem anderen Menschen zusammengelebt oder allein gelebt hätte, wäre ich anders. Ob ich dann besser wäre, ob ich dann mehr geleistet hätte, weiß ich nicht.
Das gehört ja auch zu einer vernünftigen Partnerschaft, um nicht »glückliche Ehe« zu sagen, daß man dem anderen gewisse Freiheiten läßt, das zu tun, was hauptsächlich ihn interessiert. Ich habe immer darauf geachtet, daß mein Mann neben der Praxis und seiner reinen Klinikarbeit noch Kontakte mit anderen Menschen hatte. Ich habe nie gesagt, du darfst da nicht hingehen. Gott, ich habe vielleicht einmal geknurrt, wenn allzu viele Dienstabende und Fortbildungsabende waren, habe gesagt, dich sieht man ja überhaupt nicht mehr. Das heißt ja nicht, daß ich ihn angebunden habe, jetzt bleib zu Hause, oder hier mit Tränen gesessen habe, ich bin ja so allein! Ich finde einfach, ein Mensch braucht eine gewisse Freiheit, der Mensch braucht einen gewissen Raum, braucht auch Kontakte zu anderen. Letztlich sind auch die Kontakte zu anderen das, was einem den eigenen Horizont erweitert und einem auch das eigene Selbstverständnis erleichtert. Ich war als junges Mädchen viel allein und hab eigentlich erst über meinen Mann in unserer Ehe den Schritt auf andere zu machen können. Erst in unserer Ehe konnte ich spontan Kontakte knüpfen. Das fällt mir jetzt in meiner

neuen Situation Fremden gegenüber, die mich gar nicht kennen, doch schwer. Die Leute sind ja alle so schrecklich fröhlich und vergnügt.
Letzten Donnerstag war nachmittags noch eine Konferenz. Da hatte ich so das Gefühl, also jetzt muß ich aufhören, ich kann nicht mehr. Da hieß es hinterher, wir setzen uns noch zusammen, und dann habe ich nur noch gesagt, ich darf mich bitte verdrücken, und weg war ich. Ich hätte aber auch nicht fünf Minuten da mehr vergnügt und fröhlich sein können, obwohl ich eigentlich gar nicht wehleidig bin. Aber dieses Bla Bla, was dann losgeht! Wenn ich wüßte, es gibt jetzt vernünftige Gespräche, dann hätte ich vielleicht sogar bleiben können, aber dieses: mein Mann hat gesagt, und meine Kinder haben gesagt, und wenn ich Aufgaben mache, und dieses Kochrezept und jenes Kochrezept, das geht einfach nicht. Man hält ja alle diese Dinge einfach nicht mehr aus. Ich kann nicht so an der Oberfläche bleiben. Ist es zuviel verlangt zu fordern, daß die anderen nicht vergessen, daß wir tatsächlich in einer solchen Ausnahmesituation stehen? Daß einem so fürchterlich der Boden unter den Füßen weggezogen ist, daß man so empfindlich reagiert, daß man irgendwo auch das Gefühl hat, so wie eine Schnecke, ich muß zurück in mein Haus, und wenn ich eine Wand spüre oder wenn ich ein Hindernis spüre, ziehe ich mich zurück, eigentlich sogar, bevor ich das Hindernis spüre. Ich fühle mich, und das geht wahrscheinlich allen anderen Betroffenen genauso, im Moment nicht belastbar. Ich bin bereit, Aufgaben zu übernehmen, auch, einen Beruf auszufüllen, und ich glaube auch, daß ich das gut mache. Ich komme meinen Pflichten und Verpflichtungen nicht nur so leichthin nach, sondern ich mache es halt richtig. Aber ich weiß noch nicht, wo ich mit mir selber lande, und das ist im Grunde genommen wohl auch das Hauptproblem, daß man nicht weiß, wo man landen wird, wo man landen soll, ob man landen will. Man ist so aus

einer völligen Sicherheit des Angenommenseins, der Geborgenheit im anderen herausgefallen.
Dabei belastet mich aber noch etwas anderes. Das ist eine ganz verrückte Frage. Der Mensch, den man verloren hat, bleibt ja so, wie er war, der bleibt der junge, der strahlende, und man selber merkt doch, daß man älter wird. Dann werde ich als die tatterige Oma noch mit dem fünfundvierzigjährigen Mann verheiratet sein. Diese komische Frage, die verstehen andere Leute überhaupt nicht. Mein Mann ist in mir ja derart lebendig, ich beziehe mich ständig auf ihn. Ich erwische mich immer wieder, daß ich das Gefühl habe, ich müßte ihn fragen, auch bei Entscheidungen, was würde er jetzt tun?
In religiöser Hinsicht ist bei mir auch viel ins Wanken geraten. Einerseits ist es ja so wunderschön, sich in dem Kinderglauben einzulullen, wir treffen uns alle einmal wieder, und dann ist eitel Wonne und Sonnenschein. Daß das so nicht ist, ist mir wohl klar, das ist mir immer klar gewesen, aber in solch einem akuten Fall interessiert es einen ja viel brennender. Was wird sein? Wird etwas sein? Mein Mann war auf sehr normale Weise religiös. Er glaubte an den Ostergedanken, die Vollendung, das Sich-Vollenden. Aber ich kann nicht so recht an die Auferstehung glauben. Weil ich mich frage, wie soll das bitte gehen? Ich bin aber bereit, zu akzeptieren oder zu hoffen, daß sich das alles in einer völlig anderen Dimension vollzieht. Mit meinem Verstand ist es mir noch nicht klar, wie das vor sich gehen könnte. Aber aus dem völligen Negieren, da ist gar nichts mehr, habe ich mich inzwischen gerettet in ein: Ich hoffe. Ich hoffe, daß vielleicht doch etwas sein kann.
Ich bin durch viele Zweifel hindurch, wollte alles über Bord schmeißen, am liebsten nicht in die Kirche gehen, das waren so Perioden, die ich durchgemacht habe. Ich bin nun mal so, daß ich mich trotz dieser Sehnsucht nach einem Wiedersehen nicht einfach mit neuen Vorstellungen trö-

sten kann. Das wird irgendwann von mir selber entlarvt, und dann sacke ich psychisch in eine Depression. Ich baue eigentlich mehr auf das Phänomen Hoffnung, es mag sein. Es mag sein.

Und von daher dann auch dieses Überlegen: bist du noch da, oder bist du nur in meinen Gedanken? Wenn ich mir überlege, daß das Weiterleben nach dem Tode völlig negiert wird und daß dann alles aus ist, dann ist es entsetzlich, denn dann lebt der betreffende Mensch nur noch so lange, wie ich da bin, allenfalls solange er noch Kinder hat, und dann Schluß.

Bei mir existiert nur diese seelische Realität: er kann nicht zu nichts zerfallen sein, weil er eine so enorme geistige Energie gebildet hat, daß nach dem Naturgesetz, nach dem keine Energie verlorengeht, auch diese Energie nicht verlorengehen kann. Daß sie sich irgendwo – wo, bleibt ein Riesenfragezeichen – gesammelt hat in einer anderen geistigen Form.

Neulich habe ich eine ganz phantastische Aussage gehört von jemand, der etwa das Alter meines Mannes hat. »Wissen Sie«, sagte er, »ich habe darüber nachgedacht, warum gerade Ihr Mann so früh sterben mußte, so vergnügt, so lebensfroh, immer bereit für andere, so ein großartiger, vollkommener Mensch. Und da habe ich mir überlegt, er war eben vollkommen, er war so, daß er im Grunde genommen ja nicht mehr besser werden konnte.« Mir hat das einen tiefen Eindruck gemacht. Da habe ich mir überlegt, daß ich selber ja noch lange nicht soweit bin, und deshalb muß ich wohl noch weiterleben.

Das Interview wurde 1979 aufgenommen.

Ruth Werner, geboren 1929, studierte Germanistik, war lange Hausfrau und ist jetzt Diplompädagogin. Sie arbeitet seit einigen Jahren in der Erwachsenenbildung. Ihr Mann war Lehrer. Er kam 1962 im Alter von 35 Jahren bei einem Autounfall ums Leben. Sie waren sieben Jahre verheiratet, kannten sich aber zwölf Jahre. Frau Werner hat drei Kinder aus dieser Ehe. Ein viertes hat sie später noch angenommen.

Mein Mann fuhr an dem Tag als Beifahrer zu einer Lehrertagung. Kurz vor acht Uhr ist es passiert. Mein Mann war sofort tot. Der Fahrer des Wagens war unverletzt und telefonierte mit dem Leiter der Schule. Dieser kam zusammen mit einem anderen Kollegen etwa um halb zehn Uhr zu mir. Ich kann mich gar nicht mehr erinnern, was sie eigentlich gesagt haben, weiß nur, daß ich es plötzlich wußte und immer nur sagte, nein, nein, nein. Zwei Stunden drauf fuhren wir an den Unfallort. Ich werde es nie vergessen, die Weckgläser, die er für seine Mutter mitnehmen wollte, waren heil geblieben, nur wenige Zentimeter von ihm entfernt. Es war alles vollkommen unfaßlich.
Mein Zustand des Nichtfassenkönnens und ständig dagegen Anrennens dauerte ungefähr ein halbes Jahr. Ich erinnere mich genau an einen Tag im Frühjahr, als ich mit den Kindern durch einen Wald ging und eine Amsel singen hörte. Das war für mich ein ganz starkes Erlebnis. Ich dachte: Er ist zwar tot, aber die Amsel singt ja. Manchmal genügt ja ein kleiner äußerer Anstoß, um plötzlich ein ganz starkes Gefühl und Bewußtsein hervorzubringen.
In der ersten Zeit hatte ich ständig diese Fehlleistungen, weil man denkt, er lebt noch. Ich dachte zum Beispiel, beim

Betrachten eines Schaufensters, ach, diesen Wintermantel könnte er gut gebrauchen. Oder, wenn ich nach Frankfurt kam an die Hauptwache, wo wir uns früher oft getroffen hatten, dann dachte ich, jetzt springt er gleich aus der Straßenbahn und kommt auf mich zugelaufen. Frankfurt ist noch heute für mich ein sehr schwieriges Pflaster, es ist so voll mit Erinnerungen an unsere ersten Jahre, die Studentenzeit.

Ich habe allerdings nie daran gedacht, aufzugeben. Das lag ganz sicher an den Kindern. Gleich in der ersten Nacht – die Kinder waren zwei, vier und sechs – mußte ich dauernd ihre Bettwäsche wechseln, weil sie sich übergeben hatten von all der Aufregung, sie hatten natürlich auch einiges mitgekriegt. Und so ging es fort, und ich war ständig in der Verantwortung.

Besonders in der ersten Zeit haben mir viele Menschen sehr geholfen. Mein Mann war am Studienkolleg und hatte erwachsene Schüler. Von ihnen oder den Kollegen oder Freunden war in den ersten Monaten jeden Abend einer bei mir. Besonders einer von ihnen, der hat sich immer um die ganz praktischen Dinge gekümmert. Wenn ich sagte, nein, ich will nicht rausgehen, meine Schuhe sind nicht geputzt, da sagte er, dann putzen wir eben die Schuhe. Dann tat er das und überwand dadurch meine Lethargie. Also geholfen haben mir am meisten Menschen, die ganz banale Alltagsdinge für mich taten, die sagten, so, komm, wir machen jetzt den Abwasch, und dann gehen wir da und da hin, oder so ähnlich. Ich bin sogar im ersten Winter mit einigen Kollegen meines Mannes ins Theater gegangen. Oft wußte ich kaum, was gespielt wurde, was da auf der Bühne vor sich ging, aber es war doch gut, weil es mich ablenkte. Ich mußte mich dafür anziehen, ich mußte dafür planen. Allerdings konnte auch irgendein Wort und ein Satz auf der Bühne mich aus der Fassung bringen.

Tagsüber haben mich die vielen Besuche im allgemeinen

davon abgehalten, daß ich viel weinte. Ich bin doch ein bißchen eine preußische Natur und damit aufgewachsen, daß man Haltung bewahren muß. Ich hatte Angst, in meinen eigenen Tränen zu ertrinken, und war darum froh, daß ich abgelenkt wurde. Auf andere mag ich sogar starr und zu beherrscht, unverständlich beherrscht, gewirkt haben. Aber ich hatte vor dem totalen Nachgeben einfach Angst. Ich selber konnte kaum mit jemandem über meinen Mann sprechen, auch davor hatte ich zu große Angst. Die Freunde und die Schüler, die ja sehr an ihm gehangen haben, erzählten viel von ihm und brachten Fotos, und das habe ich mir auch angehört und angesehen, aber ich selber konnte mich da nicht viel äußern. Es war auch eine so riesige Diskrepanz zwischen der verklärenden Verehrung, mit der andere über ihn sprachen, und meinem eigenen Kummer, den doch niemand so erfassen kann, der es nicht selber erlebt hat, einen solchen Verlust. So brachten mir die Kollegen Fotos von dem letzten Ausflug mit und waren froh darüber und stolz darauf, sie mir zu zeigen, und ich weiß noch genau, wie es mir fast unerträglich war, sie anzusehen.
Ich habe Jahre gebraucht, bis ich es ertragen konnte, ein Foto von meinem Mann im Zimmer zu haben. Es ist mir später klargeworden, daß es mir damals gutgetan hätte, wenn jemand mich hätte zum Sprechen bringen können. Ich glaube, daß man es als Helfender versuchen sollte, dem Betroffenen die Zunge zu lösen, denn im Grunde genommen möchte, glaube ich, jeder über den Verlust sprechen können, weil ihn innerlich ja nichts anderes beschäftigt. Man möchte angesprochen oder auch antelefoniert werden, man möchte gar nicht allein sein, glaube ich.
Von religiösen Vorstellungen ist mir eigentlich kaum Hilfe gekommen, im Gegenteil, ich habe mich damals von der Kirche abgesetzt. Damals besuchten mich zwei verschiedene Pfarrer öfters und auch ein Bekannter, der in einer

Sekte war. Aber das klang mir so – das ging so an mir vorbei, es hat mir so gar nichts bedeutet. Wenn ich mit diesen Pfarrern über meine Situation sprach, merkte ich, daß sie gar kein Verständnis dafür hatten, daß wir vollkommen aneinander vorbeiredeten. Sie wußten einfach zu wenig über das, was in dieser Situation in einem vorgeht, und konnten darum auch gar keinen Trost spenden. Meine Reaktion richtete sich damals wohl vor allem gegen menschliches Versagen von seiten der Kirche. Ich habe gar nichts gegen die Transzendenz als solche, im Gegenteil. Ich bin schon seit Jahren einmal im Monat in einer Gruppe, die von dem Bonner Studentenpfarrer geleitet wird, der Gollwitzer und Dorothea Sölle nahesteht, besonders die Gedanken von Dorothea Sölle geben mir viel. Das ist so die Richtung, in der ich mich seit einiger Zeit bewege, eine Mischung aus Meditation und angewandtem Christentum.
Was ich manchmal als quälend empfunden habe, war, wenn andere so viel von sich und ihren Todesfällen in der Familie erzählt haben, besonders alte Leute. Über das Krankenlager der Schwiegermutter und so etwas, dann hab ich oft gedacht, haut doch ab, merkt ihr denn gar nicht, was los ist. Also das war so quälend, da wäre ich lieber allein gewesen. Überhaupt muß ich gestehen, daß ich ganz große Ressentiments entwickelte gegenüber lebenden alten Leuten. Direkt gegenüber von uns war ein Altersheim. Immer mußte ich auf diese alten Leute sehen, ich habe diese Leute gehaßt, ich habe sie richtig gehaßt, nur weil sie noch lebten, ich habe sogar meine Schwiegereltern gehaßt, nur weil sie noch lebten. Ich weiß, daß man da sehr ungerecht werden kann, aber man kann nichts dafür.
Man macht so manch eine Erfahrung, wo man sich fragt, was denken die Leute eigentlich. Wir hatten Bekannte, ein älteres kinderloses Ehepaar, das mich kurz nach dem Tode meines Mannes besuchte. Ich saß mit den Kindern auf dem Sofa, und die Frau fing an zu erzählen, erzählen, erzählen,

lauter belangloses Zeug, mir wurde ganz schlecht davon. Da sagte mein damals dreijähriger Sohn zu ihr: »Tante Hilde, unser Vati ist gestorben!« Da stand sie auf, nahm ihren Mantel und ging. So was hat ja meist mehr mit Hilflosigkeit und Hemmungen zu tun, vor allem mit Mangel an Einfühlungsvermögen. Wie oft hätte ich sagen mögen: »Seht ihr denn gar nicht, daß mein Fassungsvermögen gar nicht mehr ausreicht!« Ich habe mich oft gefragt, was es ist, ob sich die Leute nicht vorstellen können oder nicht vorstellen wollen, wie es ist, wenn man plötzlich allein dasteht und die Kinder allein großziehen muß. Ich mußte jedenfalls feststellen, daß nur wenige Menschen dazu in der Lage sind, einen Trauernden mit anhaltender Teilnahme zu unterstützen.
Ich habe am Anfang sehr mit dem Schicksal gehadert. Ich dachte immer, wir hatten uns so gut verstanden, er war ein so guter Ehemann und Vater, das durfte wohl nicht länger gutgehen, wir waren zu glücklich, das mußte wohl bestraft werden. Länger durfte man ein solches Glück wohl nicht haben. Ich bin später dann abgekommen von diesem Gedanken, wodurch, weiß ich nicht mehr genau, vielleicht durch das Erlebnis mit der Amsel. Ich hätte mich aber nicht mehr länger wohl gefühlt mit diesem Gedanken.
Noch etwas veränderte sich in den ersten Monaten. Ich weiß noch so genau, wie ich am Anfang immer dachte, er ist da, er ist in der Wohnung, er sieht uns. Und das war einerseits ein Trost und andererseits ein furchtbarer Schmerz, weil er eben nicht da war. Und das wurde nach einigen Monaten anders. Aber der Gedanke des Niewieder ist für mich heute oft noch genauso schmerzlich wie damals. Die meisten Menschen wissen so wenig darüber, sie denken, die Zeit heilt alles.
Dabei war es vielleicht am allerwenigsten der körperliche Verlust; ich muß dazu sagen, ich war ja damals erst zweiunddreißig. In der Zwischenzeit habe ich noch zwei

sehr enge Beziehungen zu Männern gehabt. Ich glaube eher, daß die zwölf Jahre des Zusammenlebens mit meinem Mann eine ganz außerordentliche Bedeutung für mich insgesamt hatten, für meine Entwicklung, für mich als Mensch. Ich war noch vollkommen anders, als ich ihn kennenlernte. Ich stammte aus einer sehr spießigen Familie, wo vieles überhaupt gar nicht passieren durfte, und er war so vital und sehr, sehr warmherzig. Äußerlichkeiten spielten überhaupt keine Rolle, dabei war er gar nicht besonders intellektuell, auf der Uni hatte er direkt Schwierigkeiten, aber er konnte alles so gut umsetzen, sein Verhältnis zu Menschen war so intensiv, zu den Kindern, zu mir und zu seinen Schülern. Er war so voller Wärme und Menschlichkeit, und das hat mich sehr geprägt, und das vermisse ich noch jetzt am meisten. Zunächst, als er verunglückt war, da hatte ich immer das Gefühl, er wäre doch nun der einzige, der mich trösten könnte. Völlig widersinnig, ich weiß, aber ich hatte einfach solche Sehnsucht nach Trost von ihm, und später, immer wenn mit den Kindern etwas besonders Schönes war, dann habe ich ihn fast mehr vermißt, als wenn Schwierigkeiten waren. Also zum Beispiel die erste Einschulung oder die Erfolge der Kinder, gute Zeugnisse, das Konzert von meinem Sohn, die Kritik in der Zeitung, jetzt die Geburt des Enkelchens, mehr als in solchen Situationen, wo ich Angst oder Schwierigkeiten hatte.
Ich hatte im Laufe der Zeit das Gefühl bekommen, daß ich die Schwierigkeiten im Hinblick auf die Erziehung der Kinder meistern konnte. Manchmal dachte ich sogar, wenn ich so die Ehen anderer Menschen betrachtete, daß es vielleicht besser ist, wenn nur einer die Kinder großzieht, als wenn die Eltern sich in Erziehungsfragen nicht immer einig sind. Das Hin und Her ist sicher schädlicher für die Kinder. Wie gesagt, am meisten fehlte er mir, wenn ich mich mit ihm gemeinsam hätte freuen wollen.

Daß ich mich überhaupt noch oder wieder freuen konnte, hing sicher damit zusammen, daß ich schon nach einem halben Jahr mit einem Mann zusammen war, den ich seit dem Beginn des Studiums kannte und der auch während meiner Ehe eine große Rolle in meinem Leben gespielt hat. Vielleicht war darum auch der Moment des Todes meines Mannes für mich nicht so ein völliges Aufhören jeder Lebenskraft, weil dieser Mann da war. Zunächst unbewußt. In dem darauffolgenden Jahr des Zusammenlebens mit diesem Mann war zunächst die Gefahr, daß ich Schuldgefühle bekommen würde. Ich habe mich vor ihnen nur dadurch gerettet, daß ich mir sagte, angenommen, mein Mann weiß, was ich tue, wird er aus Liebe zu mir alles wollen, was mir irgendwie hilft. Dieser Gedanke hat mich über meine Schuldgefühle weggebracht. Daß wir uns dann nach einiger Zeit wieder trennten, hatte nichts mit diesen Gefühlen oder mit meiner ersten Ehe zu tun. Ein paar Jahre drauf hatte ich dann noch einmal eine Beziehung zu einem sehr viel älteren Mann, wobei es aber von vornherein klar war, daß sowohl er wie ich eine Familie hatte und darum ein engeres Zusammenleben gar nicht in Frage kam. Aber wir haben sehr schöne Reisen zusammen gemacht und hatten eine außerordentlich anregende und interessante Verbindung, von der ich viel gehabt habe. Es war neben der geistigen Verbindung auch eine starke körperliche Beziehung. Diese Freundschaft war für mich auch deswegen sehr wichtig, weil ich durch die Trennung von dem anderen Mann in meinem Selbstbewußtsein ziemlich beeinträchtigt war. Also mein Selbstbewußtsein, mein Selbstwertgefühl hing offenbar doch, wie ich heute weiß, stark mit dem Verhältnis zu meinem Vater zusammen.

Später, zu Beginn meines Zweitstudiums, als die Kinder größer waren, nahm ich an Selbsterfahrungsgruppen teil. Ich dachte nämlich, wenn ich mich jetzt noch mal auf die Schulbank setze, dann haben meine Kinder vielleicht das

Gefühl, »na, unsere Mutter, die weiß immer noch nicht, wo es langgeht, die ist immer noch unsicher.« Und das hat mich dann wieder verunsichert. Aber in diesem Dilemma halfen mir eigentlich diese Selbsterfahrungsgruppen, wo wir zu dem Ergebnis kamen, daß gerade die Suche, dieses Immer-auf-dem-Weg-Sein, sinnvoll ist, den Sinn in sich selber trägt. In diesem Punkt kommt es in den letzten Jahren auch mit den Kindern immer mehr zu einem regen Austausch, besonders mit meiner Tochter, seitdem sie nun selber ein Baby hat.

Nach dem Tod meines Mannes hörte ich immer wieder, als Trost gemeint: »Aber du hast doch deine Kinder.« Das stimmte ja auch. Aber ich muß doch ehrlich sagen, manchmal war es auch eine Bürde. Ich war ja noch jung, und manchmal dachte ich denn auch, was könntest du alles tun, wenn sie nicht da wären. Ich hatte doch immer wieder mal das Gefühl, daß ich mich in einer neuen Ehe oder auch im Beruf noch besser entwickeln könnte. Solche Gedanken kamen mir besonders während des Urlaubs. Es ergab sich oft, daß ich dann noch ein viertes Kind mitnahm, und nach solch einem Urlaubstag im Süden mit viel Sonne und Wasser, mit gutem Essen und Ausruhen war ich doch oft abends sehr unbefriedigt. Ich dachte dann, wenn ich jetzt allein wäre, würde ich vielleicht jemanden kennenlernen, oder ich dachte: Was für ein Beruf, was für eine Ausbildung würde mich denn noch locken? Also solche Gedanken kamen schon manchmal.

Besonders als die Kinder in den ersten Schuljahren waren, hatte ich auch erhebliche Schwierigkeiten mit ihnen. Da waren sie mir manchmal lästig. Ich gab damals schon Deutschkurse für Ausländer an der Volkshochschule. Aber die Kinder sträubten sich dagegen, daß ich abends wegging. Und wenn ich dann nach Hause kam, waren sie meist noch auf, wohl weil sie auch Angst um mich gehabt hatten. Jedenfalls sagten sie häufig: »Was passiert denn mit uns, wenn dir mal was geschieht? Dann müssen wir in ein Heim!« Es wurde mir erst später klar, daß bei meinen Kindern das Gefühl der Unsicherheit nach dem Tod des Vaters besonders stark war und sie darum besondere Angst hatten, daß mir etwas passieren könnte. Ich habe versucht, den Kindern die Angst vor einem Heim auf jeden Fall zu nehmen. Ich sagte ihnen, falls mir je etwas passierte, würde meine Schwester für sie da sein. Das war ihnen ein Trost. Trotzdem ist es mir nicht gelungen, ihnen ihre Unsicherheitsgefühle ganz zu nehmen. Denn es ist doch auffällig, daß meine beiden Großen sich sehr früh an einen anderen Menschen gebunden haben. Meine Tochter ist jetzt 23 und hat seit sieben Jahren die gleiche feste Bindung. Und mein Sohn schon seit fünf Jahren.

Bei meinem Dritten ist es anders. Einmal habe ich ihn emotional sehr viel weniger belastet. Außerdem hatte ich schon mehr Erfahrung mit jungen Menschen in der Pubertät. Bei den ersten nimmt man alles so viel schwerer, bei den andern weiß man dann schon, was sich wieder gibt. Wenn ich zurückblicke, war er derjenige, der als kleineres Kind am meisten Angst hatte. Er sagte zum Beispiel: »Heute ist wieder mein Unglückstag, heute gehst du in die Volkshochschule.« Im zweiten Schuljahr hat er mal ein paar Tage lang die Schule geschwänzt und ist mir dann immer nachgelaufen und nachgefahren. Dann habe ich einmal etwas getan, was ich mir lange vorgeworfen habe, ich hab ihn nämlich verdroschen. Aus einem Gespräch mit ihm vor einiger Zeit wurde mir klar, daß es das wohl war, was ihn mehr auf sich selber zurückgeworfen hat. Er hat dann mehr Halt in sich selber gesucht.

Die beiden Großen erinnern sich ja noch deutlich an meinen Mann. Wir sprechen oft über ihn. Ich erzähle ihnen von ihm und sie umgekehrt auch mir ihre Erinnerungen über ihn. In den ersten Jahren hat sich diese Erinnerung sehr verklärt. Die Kinder selber haben mich darauf aufmerksam gemacht. Eines der Kinder sagte: »Du erzählst immer nur Gutes von Vati, nun erzähl doch mal, wie er wirklich war.« Das fiel mir nun sehr schwer! In den ersten Jahren hatte ich alles Negative wirklich vollkommen vergessen. Mein Mann hatte eine sehr starke Ausstrahlung, und es war natürlich kein Zufall, daß wir so glücklich verheiratet waren. Darum ist es ja auch so besonders schwer, mit dem Verlust irgendwie fertig zu werden. Es gibt sicher Menschen, deren Verlust weniger einschneidend, weniger nachhaltig ist.

Meine Einstellung zum Leben wurde nach dem Tod meines Mannes vollkommen verändert. Das ist eine deutliche Zäsur. Vorher ging ich eigentlich ganz auf im Haushalt mit den Kindern und dem wenigen Geld. Und danach stand das Menschliche, auch allgemein gesehen, ganz anders im Vordergrund. Ich wurde viel aufmerksamer Menschen gegenüber, denen es schlecht geht, ganz besonders Kindern. Auch die Adoption meiner Jüngsten hängt ursächlich natürlich damit zusammen. Ich habe acht Jahre nach dem Tode meines Mannes noch eine kleine Tochter angenommen. Meine Kinder, die damals vierzehn, zwölf und zehn waren, wollten es auch so gern; die Große hatte mich sogar darauf aufmerksam gemacht. Ich hatte das Kind einmal vorher gesehen, nur eine Stunde lang, aber es war gleich Liebe auf den ersten Blick. Ich bemühte mich sofort um die Genehmigung beim Jugendamt und bekam sie auch, obwohl wir ja jetzt keine vollständige Familie mehr waren. Die Kleine war vorher bei vier verschiedenen Familien gewesen und wäre nun endgültig in ein Heim abgeschoben worden. Das tat mir so furchtbar leid. In den ersten zwei Jahren bei uns war ich wirklich Tag und Nacht um sie bemüht. Es war sehr schwierig, aber auch wunderschön, sehr lohnend für uns beide. Ich konnte ihr so viel Liebe geben, die bei mir jetzt sozusagen ungenutzt herumlag. Für meinen Jüngsten war es auch gut, der freute sich, daß er

nicht mehr der Jüngste war. Er hat sich von vornherein besonders um sie gekümmert und hat auch heute noch das engste Verhältnis zu ihr.
Er hat sie überall mit hingenommen, hat ihr das Schwimmen beigebracht und auf Bäume klettern und alles mögliche. Sie ist durch ihn viel sicherer geworden. Sie macht ihm auch viel nach, aber das wird sich wieder geben.
Drei, vier Jahre später fing ich dann mit meiner zweiten Berufsausbildung an. Ausgelöst wurde diese Entscheidung durch den Schock, als meine Älteste auszog. Sie hatte bei uns schon ein Jahr mit ihrem Freund zusammengelebt. Und ich hatte ihr die kleine Wohnung sogar selber besorgt. Aber plötzlich wurde mir, wirklich schockartig, klar, daß ja die Kinder eines nach dem andern ausziehen und selbständig würden, und dann würde ich ohne Partner, ohne Kinder, ohne Beruf dasitzen, allein. In meinen früheren Beruf als Gymnasiallehrerin wäre ich niemals mehr reingekommen, dafür war es zu spät. Und darum habe ich mich gleich in dem Winter entschlossen, diese Ausbildung zur Diplompädagogin anzufangen. Die Kleine war ja erst zehn und hat manchmal darunter gelitten, daß ich wegmußte. Aber einerseits mußte ich nur zweimal in der Woche nach Mainz, und andererseits hätte ich nicht länger warten dürfen, weil ich es dann altersmäßig nicht mehr geschafft hätte. Man muß ja sehr viel pauken und lernen, dafür darf man nicht zu alt sein. Jetzt sind alle Kinder richtig stolz darauf, daß sie mich so weit gebracht haben! Ich möchte nach meinem Examen nicht mehr ganztags arbeiten, nach so vielen Jahren als Hausfrau möchte ich das einfach nicht. Aber stundenweise oder halbtags bei irgendeiner sozialen Beratungsstelle, das würde mir sehr viel Freude machen. Am liebsten möchte ich meine eigenen Erfahrungen anwenden, indem ich beratende Kurse für Pflege- und Adoptiveltern einrichten würde.
Auch meinen Kindern wird es leichter werden, aus dem

Haus zu gehen, wenn sie wissen, Mutter ist versorgt. Sie lösen sich leichter, wenn ich noch eine Aufgabe habe. Trotzdem muß ich gestehen, daß ich immer wieder Angst habe vor der Vorstellung, wie es sein wird, wenn alle Kinder mal aus dem Haus sind. Das macht mir schon Angst. Ich flüchte mich dann in den Gedanken, daß ich ja immer noch die Möglichkeit hätte, mir noch einmal ein Kind zu holen, noch einmal eines zu adoptieren. Ich weiß natürlich, daß ich jetzt mit fünfzig bald zu alt dazu werde, vielleicht nicht mehr die Nerven dazu hätte und auch schon in den Sechzigern wäre, wenn dies Kind dann in die schwierigen Jahre käme. Das ist mir alles klar, aber trotzdem halte ich mir das als eine Art Reservetrost im Hintergrund. Ich bin wohl ein Mensch, der immer wieder versucht, sich durch eine neue Aufgabe über eigene Probleme hinwegzuhelfen.

Das Interview wurde 1979 aufgenommen.

Nachtrag 1981:

Ich bin jetzt seit drei Jahren im Beruf und habe Erfahrungen gemacht, über die ich gern noch etwas sagen möchte. Ich sehe jetzt im Rückblick auch deutlicher, was damals die Adoption des Kindes für mich bedeutet hat. Es war einmal die Möglichkeit, Liebe zu geben und zu empfangen. Es war auch eine Möglichkeit, Leben zu fördern und Leben verwirklichen zu helfen als Überwindung des Todes. Über dieser Aufgabe ist es mir dann klarer geworden, wie ich zu der Verwirklichung meines eigenen Lebens finden konnte, unabhängig von der Mutterrolle, eigentlich erst *nach* harten Ablösungsprozessen von dieser Rolle.
Der frühe Tod meines Mannes hatte mich zunächst in starke Anlehnungsbedürfnisse gestürzt. Aber letzten

Endes hat mich dieses Ereignis doch auch auf den Weg zu einer intensiven Selbstentfaltung gebracht. Durch diesen für mich sinnlosen Tod wurde mir das Leben als solches zunächst ganz fragwürdig. Ich wurde vollkommen auf mich allein zurückgeworfen und somit auch zur »Alleinerzieherin« der Kinder. Ich sehe darin heute auch die große Chance einer Wechselwirkung: man wird nämlich als alleinstehender Elternteil viel stärker in den gesellschaftlichen Bewußtseinswandel hineingenommen. Umdenken, Neulernen, Infragestellen, das alles fiel mir durch die emotionale Beteiligung am Leben der Kinder viel leichter. Und dieses Leben mit den Kindern und inzwischen auch Enkelkindern war keineswegs nur emotionales Lückenfüllen. Ich bin dadurch ganz sicher cinen großen Schritt weitergekommen in meiner Selbstentfaltung. Sehr wichtig empfinde ich dabei, daß ich diesen Weg *ohne* die Kinder gehe, daß ich mich von der Mutterrolle gelöst habe, ohne dabei etwa die Fähigkeit zu verlieren, mütterlich zu sein.
Durch mein Berufsleben ist mir klargeworden, daß sich auch an der gesellschaftlichen Position der alleinstehenden Frau so einiges geändert hat. Ich halte doch die Chance heute für sehr groß, daß ich so akzeptiert werde, wie ich mich darstelle, und nicht, wie meine »Rolle«, in diesem Fall als Witwe, es mir vorgibt. Da spielt auch die persönliche Haltung eine große Rolle, nämlich ob ich mich in eine »Stellung« schieben lasse oder ob ich mich dorthin stelle, wo ich mich wohl fühle. Das Ganze ist bis zu einem gewissen Grade natürlich auch eine Frage des Alters; bei Einladungen zum Beispiel wird die »Ehefrau« in einer Fünfzigerin wahrscheinlich keine Nebenbuhlerin mehr befürchten. Meiner Ansicht nach hat sich in den menschlichen Beziehungen in den letzten Jahren Grundlegendes verändert.

Annemarie Grossmann ist 1925 geboren. Aufgrund ihres Schicksals als Schwarzmeerdeutsche war sie dreißig Jahre lang ungelernte Arbeiterin in Rußland. Nach ihrer Rückkehr in die Bundesrepublik 1977 wurde sie Krankenschwesternhelferin. Ihr Mann war gelernter Bäcker, arbeitete in Rußland als Schlosser. Er starb dort 1959 im Alter von 38 Jahren an den Folgen einer Kriegsverletzung. Sie waren vierzehn Jahre lang verheiratet. Frau Grossmann hat zwei Kinder.

Ich bin in P. geboren als Schwarzmeerdeutsche. Als ich siebzehn Jahre alt war, wurden wir nach Deutschland geschickt. Als die Deutschen zurückmußten damals, haben die Soldaten uns alle mit sich genommen. Dann kamen wir erst nach Aschaffenburg, das war so zerbombt, da gab es keine Arbeit. Da schickten uns die Amerikaner nach Bamberg, auch in ein Umsiedlungslager. Wir hatten nichts, kein Stück, wir mußten arbeiten, um zu leben. Und dann, als wir in Bamberg ankamen, haben sie das Tor hinter dem Auto zugemacht, und da hat die Mutter gesagt: »Da ist doch irgend etwas nicht richtig.« Und da sahen wir auch schon russische Offiziere in kleinen leichten Autos hereinkommen, und die haben sich so freundlich mit den Amerikanern begrüßt und umarmt, das war eine Freundschaft. Und dann hat sich rausgestellt, die haben uns zurückgegeben an die Russen, weil wir ja geboren sind in Rußland, als Rußlanddeutsche.

In diesem Lager in Bamberg trafen wir uns schon, mein Mann und ich. Wir haben uns nur so gesehen. Und dann haben sie uns wieder in diese Waggons verpackt, und da konnten wir uns fast gar nicht sehen, denn sie haben ja nur

selten einen der Waggons aufgemacht, daß man rauskonnte. Erst als wir dann schon längst in Rußland waren, haben wir uns wiedergesehen, mein künftiger Mann und ich, da haben wir gesprochen, und als wir in M. ankamen, da hat er gesagt: »Wo willst du denn jetzt hin?« Ich war nämlich nun ganz allein, ich hatte meine Eltern verloren, ich wußte nicht, wo meine Mutter war. Ich hatte auch gar keine Sachen mehr, nur ein ganz kleines Köfferchen, das war alles in Aschaffenburg durch die Bomben weg. Nun kamen wir hin nach Sibirien, da war es eisig kalt, und ich wäre überhaupt vollkommen verfroren mit den leichten Sachen vom Sommer her. Da hat er mich erst mal angezogen, von Kopf bis Fuß auch mit Stiefeln, von den Sachen seiner Mutter und seiner Geschwister. Geliebt habe ich ihn damals noch nicht, er mich schon, aber ich war noch zu sehr geschlagen von dem großen Elend, was ich alles durchgemacht habe. Doch ich war froh, daß ich einen Freund gehabt habe, der mich verstanden hat und der mir irgendwie darüber hinweggeholfen hat. Das Herz ist einem doch manchmal schier zerrissen von all dem Elend, daß sie uns da rausgeführt haben und alles. Und dann wollten sie uns trennen, ich sollte in der Stadt bleiben und er mit seiner Familie in den Wald fahren. Und da hat er gesagt: »Wie kannst du denn jetzt allein hierbleiben, komm, du bleibst jetzt in meiner Familie.« Wir waren alle untergebracht in einem Betrieb, da waren früher Maschinen gestanden, die hat man rausgemacht, es war einfach so ein Saal, ganz kahl drinnen und nur ein paar russische Öfchen reingestellt mit großen Rohren, die wurden dann geheizt.
Ich war sehr schön damals, und das ist auch mein Unglück gewesen. Ich war ja nur durch ihn geschützt, damals. Ich dachte, wo soll ich hin in der Stadt, hier in dem Betrieb sollte ich bleiben? Da haben sie die jungen Mädchen, die kräftig waren, herausgelassen und haben die Mütter mit Kindern und die Männer in den Wald geschickt. Da hat

mein Mann gesagt: »Du wirst mit uns gehen. Was soll's denn, die nutzen dich aus, du kommst mit uns.« Da bin ich eben mitgefahren. Die Mutter, seine Mutter, hat mich sehr gern gehabt, und da hat er zu ihr gesagt: »Mama, wir heiraten, wir lieben uns sehr und wir heiraten.«
So war das, na ja, und dann waren wir eben zusammen. Vorher hatte ich immer mit seiner Schwester im Bett geschlafen, und nun mußte ich zu ihm ins Bett. Ach Gott, hatte ich eine Angst. Ich hab ihn wohl schon gern gehabt, aber zwischen uns war Näheres nicht gewesen. Und da haben wir einen halben Monat nur so nebeneinander gelegen, sonst war nichts. Es war ja auch gar keine Möglichkeit, so haben die Betten herumgestanden, da hat die Mutter geschlafen, da die Schwestern und da wir, und in der Mitte war der Tisch. Aber weil er mich nicht angerührt hat, hat mir das so gut getan, denn früher hab ich immer gedacht, ach, vielleicht sind die Männer alle gleich, vielleicht wollen sie einen nur ausnutzen, denn das war ja alles nicht kirchlich, nicht standesamtlich, unsere Trauung.
Ja, und dann haben wir Waldarbeit gemacht, drei Jahre schwere Waldarbeit mit diesen Quersägen, es war furchtbar schwere Arbeit. Im Winter hatten wir so schwere dicke Wattekleidung, das alles ganz fest zugeschnürt, und der hohe Schnee, der ging mir bis hier oben hin, man mußte den Fuß rausziehen und dann wieder runterlangen. Es war eine Pein, überhaupt nur zu gehen. Und außerdem mußten wir die Bäume behacken, die großen Äste daran, die mußten mit dem Beil abgehackt werden, große nasse Äste, alle auf einen Haufen tragen, du lieber Gott, und wir waren schwach, nichts zu essen. Was wir geweint haben da! Und er hat mich immer bei sich gehabt, daß er mir nur etwas helfen konnte. Er war doch ein junger, starker, schöner Mann, er hat mir sehr geholfen. Er war ein sehr kluger Mensch, ein sehr angenehmer Mensch. Wenn er angefangen hat zu sprechen, dann mußte man auf ihn horchen. Er

hat so was an sich gehabt, eine natürliche Würde. Er ist einfach zu einem Russen hingegangen, hat ihm die Hand gegeben, und hat ihn angesprochen mit dem Namen, des Sohnes und Vaters Namen. Was sollte er machen? Man muß irgendwie Freundschaft schließen mit den Menschen, man muß ja unter ihnen leben.
So ging das dann drei Jahre. Nach drei Jahren wurde ich krank, die Gebärmutter hatte sich gesenkt, und die Eierstöcke waren entzündet. Ich hatte so furchtbare Schmerzen, das war schlimm. Dann haben sie mich ins Krankenhaus gebracht, ungefähr fünfzehn Kilometer entfernt. Aber da konnten sie mich nicht unterbringen, darum kam ich in das Krankenhaus in der Stadt. Die Ärztin, die mich da behandelte, war Jüdin. Das war eine sehr, sehr nette, kluge Frau, und die sagte: »Du gehst eine Weile nicht in die Arbeit, ganz kaputt bist du, ganz kaputt. Wenn ich dich jetzt nicht ausheilen kann, dann kannst du nie Kinder kriegen. Aber ich will mein möglichstes tun, daß du jetzt nicht umkommst.« Eine sehr, sehr nette Frau, eine ältere schon. Und da hat sie mich zwei Monate im Krankenhaus gehalten, obwohl sie das nicht durfte, sie mußte ja auch die Kranken, wenn sie nur ein bißchen auf die Füße gekommen waren, gleich wieder zur Arbeit schicken. Aber sie hat immer gesagt, ich wäre so sehr krank, sie könnte mich nicht schicken. Und nach zwei Monaten hatten die im Wald mich schon ein bißchen vergessen. Mein Mann kam ja immer mich besuchen, und da sagte er mir das. Da hat die Ärztin mit dem Kommandanten gesprochen, ob er ein Einsehen hätte, und hat gesagt: »Ich kann die Frau hier nicht mehr rauslassen, ich brauch sie hier im Krankenhaus. Sie ist sehr geschickt und gewandt, und wenn ich sie wieder in den Wald rauslasse, ist sie in zwei Monaten ganz kaputt.« Und da hat er ihr wirklich versprochen, daß ich dableiben konnte, und da war ich dann als Aufräumerin beschäftigt. Alles was sie mir gesagt hat, habe ich gemacht. Sie hat mich

in die Wohnung zu sich genommen, da hab ich ihr zu Hause alles gemacht, gekocht und alles, und da war sie sehr froh. Aber ich hab sie gefragt, wie denn das weitergehen soll, denn mein Mann war ja im Wald, und ich war hier. Und da hat sie gesagt: »Wir machen's schon, ihr habt ja anscheinend doch einen guten Kommandanten, ich sprech mit ihm.« Da hat sie meinen Mann wirklich in die Stadt reingeholt und in einen Betrieb gebracht. Dann haben wir eine Wohnung gemietet, das heißt, es war ein größeres Zimmer, das haben wir durchgeteilt, auf der einen Seite unsere Familie, auf der anderen eine andere Familie, so ist das oft in Sibirien. Und da haben wir dann zusammen gelebt. Später ist die Ärztin weggekommen von dem Krankenhaus. Ich bin dann zu meinem Mann in den Betrieb gegangen, da hab ich mehr verdient. Im Krankenhaus hat man ja so wenig verdient, davon konnte man gar nicht leben. Der Betrieb war ein großes Kabelwerk, und da hab ich dann fast mein ganzes Leben bis zu meiner Ausreise gearbeitet.

Nur als ich geboren hab, mein erstes Kind, da bin ich ein halbes Jahr nicht auf Arbeit gegangen. Das ist so im Büro und im Betrieb, wenn man ein Kind bekommt, daß man dann ein halbes Jahr nicht arbeiten muß. Ich hatte aber niemanden für das Kind, und darum habe ich ungefähr eineinhalb Jahre nicht im Betrieb gearbeitet. Nicht, daß ich gar nicht gearbeitet hätte, ich habe nach einem halben Jahr in einem Kino gearbeitet, als Platzanweiserin. Abends kam mein Mann zum Kind, und ich bin dann rübergegangen, das Kino war gleich bei unserem Haus. Wir mußten beide arbeiten, weil ein Mensch nicht die ganze Familie ernähren konnte. Mein Mann war Bäcker, aber seine ursprüngliche Ausbildung wurde nicht anerkannt. Er hat in dem Betrieb zuerst drei Jahre als Lastträger gearbeitet. Von seiner Jugend her konnte er auch noch die Schlosserei, da hat man ihn als Schlosser arbeiten lassen, aber nur ein paar Monate.

Dann haben sie gesehen, daß er es konnte, und haben ihn als Meister eingesetzt. Er hatte ungefähr zehn Leute unter sich. Als Maschinenschlosser hat er gearbeitet, er hat die Maschinen aufgestellt oder repariert. In den ersten Jahren kamen ja so viele Maschinen aus Ostdeutschland, die wurden alle nach Rußland geschickt. Mein Mann ist oft abends nach Hause gekommen und hat gesagt: »Mein Herz das schwimmt im Blut«, sagte er, »die armen deutschen Menschen haben die Maschinen eingepackt, und wir müssen sie hier wieder auspacken, auch Deutsche.« Aber was wollte man machen, man konnte nichts machen.
Ja, als mein Jüngerer drei war, bin ich dann wieder zurück in den Betrieb gegangen. Mein Mann hat immer gearbeitet von halb acht bis vier, und ich bin dann um vier weggegangen. In der Zwischenzeit war der Kleine bei meiner Mutter. Ja, meine Mutter hatten wir wiedergefunden. Sie war auch verschleppt worden, aber wir wußten nicht wohin. Wir haben viele Briefe geschrieben über das Rote Kreuz und nichts erfahren. Dann haben wir an unser Heimatdorf geschrieben, und unsere Nachbarn, eine Russenfamilie, haben uns die Adresse meiner Mutter geschrieben, so haben wir sie gefunden. Später ist sie dann zu uns gekommen, um bei uns zu sein, und sie wohnte nun ganz in unserer Nähe. Mit der Mama waren auch meine zwei Brüder gekommen. Den einen haben wir gleich auch in dem Betrieb untergebracht. Das war schon ein Trost, daß wir nun fast alle zusammen waren. Zehn Jahre waren wir noch zusammen.
Als ich mein Kind bekam, mußten wir ja aus dem Zimmer raus, denn die andere Familie hatte auch noch Kinder bekommen. Da haben wir ein ganz kleines Zimmer nebenan von diesem Zimmer gemietet, da haben wir dann gewohnt, jahrelang mit dem Kind. Da war der Herd drin und die Betten und alles, und alles, der Raum war neun Quadratmeter groß. Es war sehr eng, aber das haben wir

jahrelang gemacht. Dann zog die andere Familie aus dem großen Zimmer aus. Die haben es nicht mehr ausgehalten, die Familie war zu groß geworden, und sie haben sich ein Haus gebaut, ein kleines Häuschen. Aber das Zimmer war frei, und dann zogen wir da hinein. Da haben wir lange gewohnt. Da ist mein zweiter Sohn geboren, und da ist mein Mann auch gestorben und von da aus begraben worden. Viel später zogen wir dann in eine schöne Wohnung, also für uns damals war das eine schöne Wohnung, sie hatte heiß und kalt Wasser.
Mein Mann ist 1959 gestorben, wir waren vierzehn Jahre lang verheiratet gewesen. Meine Kinder waren damals zehn Jahre der Große und drei Jahre der Kleine. Mein Mann war ja noch deutscher Soldat gewesen, und da war neben ihm eine Granate losgegangen. Sie waren verschüttet, er hatte eine Gehirnerschütterung bekommen, und sein Trommelfell war geplatzt. Er wurde im Lazarett operiert, und da ist das dann geblieben mit dem Kopf. Kopfschmerzen hat er immer gehabt, zu Anfang weniger, als er jung war, aber es ist dann in Rußland, in Sibirien mit all der schweren Arbeit immer schlimmer geworden. Die letzten drei Monate waren ganz schlimm, da muß er ganz schlimmes Kopfweh gehabt haben, er hat das vor uns immer verheimlicht. Nur ab und zu hab ich gesehen, in der Nacht, da hat er das Kissen genommen und auf den Kopf gedrückt, und ich hab immer gefragt, was ist denn, ach nichts, laß man, schlaf du nur, hat er gesagt. Du hast doch was, sags mir doch, ach was soll ich denn, Kopfschmerzen hab ich, damit mach ichs dir ja nicht leichter, wenn ich dir das sag. Und manchmal ist er auch in der Nacht aufgestanden, ist immer hin und hergegangen oder rausgegangen, das war sicher ganz fürchterlich, denn er war doch müde, hat doch so viel gearbeitet den ganzen Tag. Er mußte schlafen in der Nacht, und er konnte eben nicht schlafen vor Schmerzen. Aber ich war ja auch übermüdet und bin

wieder eingeschlafen. Dann hat er das Gleichgewicht verloren, das ist mehrere Male passiert, auf einmal ist er umgefallen wie ein Stock. Nach seinem Tode haben sie ihn im Krankenhaus seziert und haben das Gehirn präpariert und haben festgestellt, daß da etwas war wie eine Art Warze, die da gewachsen ist und die auf das ganze Nervensystem gedrückt hat.

Wir hatten uns mit den Jahren immer lieber gehabt. Er war so gut zu mir, und es war eine rechte Liebe geworden. Und so wie er mich, so ich ihn auch, denn es war nicht so, daß nur einer geliebt hätte. Und er hat immer gesagt: »Ich kann ohne dich nicht mehr leben«, und das ging mir genauso. Als er dann tot war, war es fürchterlich. Ich konnte es einfach nicht glauben, mir war nur schwarz vor den Augen, ich dachte nur, jetzt ist alles aus, ich muß jetzt auch sterben. Und wenn ich auf die Kinder geschaut habe, dann dachte ich, also nein, du mußt ja noch leben, du mußt doch die Kinder versorgen, nur ich konnte nicht herausfinden, warum muß jetzt einer von der geliebten Familie weg, und die anderen müssen bleiben, warum darf ich nicht mitgehen? Daß Menschen so was passiert. Es war einfach fürchterlich, das zu tragen, es war zu schwer.

Für mich war das Schwerste, ich hab alles mit ihm geteilt, ich kann nichts geheim für mich halten, ich muß alles teilen, was ich erlebt habe auf der Arbeit oder irgendwo, ein Unglück oder eine Freude, und er hat mich eben so sehr verstanden, wenn ich ihm alles erzählt habe. Und wenn ich gekommen bin mit Tränen, und hab ihm was erzählt, dann hat er mich beruhigt und hat gesagt: »Es ist doch nicht so schlimm, es wird nie so heiß gegessen wie's gekocht wird.« Er war immer sehr, sehr beruhigend. Und kam ich mit Freude, dann hat er mich auch wieder gut verstanden. Ich konnte ihm alles sagen, ich wußte immer, was ich auch tue oder denke, er hat mich verstanden, und deshalb hat er mir eben so schrecklich gefehlt.

Daß ich so ganz verzweifelt war, das hat vielleicht drei Monate gedauert. Da sprang ich jeden Tag auf den Friedhof nach der Arbeit. Zuerst habe ich die Kinderchen heimgeholt, den einen von der Schule, den anderen vom Kindergarten, und sowie ich eine halbe Stunde Zeit gehabt habe, bin ich hin. Den Kleinen mußte ich immer mitnehmen zum Friedhof, und dann hat er eine Schaufel mitgenommen und hat gesagt: »Ich muß mir meinen Papa selber ausgraben, ihr tut ja nichts, ihr wollt ihn ja gar nicht mehr!« Es war nämlich so, auf russischen Gräbern ist immer ein kleines Denkmal, nur so aus Blech, da ist ein Bild drin von dem Verstorbenen unter Glas. Für das Kind war es wohl so, als wenn er nur zum Fenster herausschauen würde, und da hat der Kleine gesagt: »Warum muß mein Papa immer darin stehen in diesem Kasten, laßt ihn doch endlich mal raus!« Das hat meine Mutter auch mal mit angehört, und sie sagte: »Das Kind darf nicht mehr mit auf den Friedhof, ihr macht dem Kind seine Nerven kaputt, er darf nicht mehr auf den Friedhof.« Und da hatte sie wohl ganz recht, da haben wir ihn nicht mehr mitgenommen.
Ich war in der Zeit ganz kaputt, ich war dürr wie ein Stecken. Auch mit dem Herz war es ganz schlimm. Da hat die Mama mich geschimpft, wie ein kleines Mädchen hat sie mich ausgeschimpft: »Wann hört das auf? Wem willst du die Kinder lassen? Du siehst, ich bin alt und krank, ich kann's nicht mehr, und wenn du so fortmachst und gehst in ein paar Monaten zu deinem Mann – was denkst du? Du bist verantwortlich für die Kinder, du mußt sie erziehen, anständig erziehen.« Wir haben beide gesessen und geweint wie die kleinen Kinder. Dadurch hab ich mich irgendwie gefangen, da bin ich irgendwie zu Verstand gekommen, da hab ich gedacht, na, jetzt mußt du aber aufhören, das ist wirklich wahr. Die Mama brauchte jetzt meine Hilfe, die Kinder brauchten meine Hilfe, und ich wollte doch immer nur sterben und mit ihm leben. Danach

ist es irgendwie leichter geworden, da hab ich mich umgestellt eben. Dann konnte ich auch wieder essen. Und ich bin wieder zu Kräften gekommen.
Aber da hab ich ein ganzes Jahr zu kämpfen gehabt, wenn immer ich jemanden gesehen habe, der so ein bißchen ähnlich ausgesehen hat, ja dann hab ich immer gedacht, er ist wieder da. Und dann mußte ich mir immer wieder sagen, er ist tot, er kann doch nicht da sein, warum kommen dann so dumme Gedanken einem immer wieder in den Kopf. Und in der Nacht! Wie oft hab ich ihn im Traum gesehen, die Träume waren immer so, als ob er nie weg gewesen wäre. Und der Tag danach war doch immer ein Freudentag, denn obwohl ich solch einen Schrecken gekriegt hatte, daß er doch nicht da war, war ich den ganzen Tag über mit ihm beschäftigt, es war irgendwie so zufriedenstellend für mich, ich weiß nicht warum, ich hatte so ein gutes Gefühl den ganzen Tag, so als wenn ich bei ihm gewesen wäre oder wie, ich weiß nicht. Meistens hat er im Traum immer Essen von mir verlangt, und da haben die Russenfrauen, mit denen ich gearbeitet habe, gesagt, das bedeutet, ich muß jetzt jemandem etwas schenken, und dann hab ich etwas geschenkt, und dann hab ich tatsächlich nicht mehr so oft von ihm geträumt. Die Frauen haben mir immer gesagt, wenn man so etwas träumt, dann heißt das, daß er mir sagt, ich soll jemandem etwas geben. Es wurde dann auch besser, und wie ich ihn dann wieder gesehen habe, und er verlangte irgend etwas von mir, dann habe ich wieder was verschenkt, und dann ging es auch wieder weg.
Das Körperliche hat mir nicht so gefehlt, ich war dafür wohl zu sehr belastet, ich jatte ja diese schwere Arbeit und die Kinder. Ich bin frühestens um ein Uhr abends schlafen gegangen, Kleider hatte ich zuwenig für die Kinder, ich mußte jeden Abend waschen und auch noch bügeln, es ging immer in die Runde rum, Kochen, Bügeln, Waschen. Konserven konnte ich mir nicht kaufen, das war zu teuer,

ich mußte alles frisch kochen, weil es billiger war, von meinem wenigen Geld. In Rußland bekommt man sehr wenig für die Kinder, ein ganz kleines Kindergeld. Da war ich also zu sehr belastet, da hab ich das nicht gespürt, aber nachher, als die Kinder größer waren, da war ich viel allein, da ja.

Die Religion hat mir schon geholfen, ja. Ich hab mir immer gesagt, wahrscheinlich hat es Gott so haben wollen, daß er früh sterben mußte, aber das hab ich mir erst später gesagt. Solange der Schmerz so groß war, konnte ich mir nicht helfen, erst später, da habe ich mich irgendwie gefaßt und beruhigt. Ich habe geglaubt, mein Mann ist doch im Himmel, und wir müssen uns bestreben, daß wir ihn da einmal wiedersehn. Dieser Glaube sagt mir etwas innerlich, ja doch, ich bin gläubig, ich weiß ganz genau, daß es Gott gibt und daß er mir soundso oft geholfen hat, selbst in meinem Leben. Gott führt mich immer so, daß er es mir zu verstehen gibt, daß er da neben mir ist. Das ist gar nicht anders, ich kann es nicht leugnen, daß es so ist. Ich war so oft in meinem Leben soweit, da mußte ich einfach resignieren, ich habe sonst immer die Leute gebeten und habe gedacht, die Leute müssen mir helfen, aber das soll man ja nicht, man soll Gott bitten. Gott hat mich immer so lang strampeln lassen und so lang an den Leuten hängen, bis ich nicht mehr kann, und dann erst geh ich auf die Knie und ruf ihn an, dann hilft er momentan.

Mein ältester Sohn war sehr, sehr geschlagen, er war ja damals zehn, und die erste Zeit konnte er ganz schlecht lernen. Der Kleine, der war ja erst zwei Jahre und zwei Monate, aber der hat Tag und Nacht geweint und hat gesagt, Mama, ich will zu meinem Papa. Der Papa hatte ihn immer auf dem Arm gehabt, der hat ihn so sehr gern gehabt und hat ihn immerfort getragen. Das Kind wollte gar nicht gehen, er hatte ihn immer auf dem Arm gehabt, und das hat dem Kleinen so furchtbar gefehlt. Als er ihn

auf dem Totenbett sah, sagte er, laß mich zu meinem Papa schlafen, ich möchte auch neben ihm schlafen, in den Blumen schlafen. Er hat soviel geweint, ich hatte große Angst, das Kind stirbt mir auch. Und der Älteste hat das alles mitangesehen und hat auch geweint, wenn wir zwei geweint haben, aber dann hat er immer den Kleinen auf seinen Schoß genommen und gesagt: »Ach wein doch nicht, ich bin jetzt dein Papa.« Und einmal, nach einem Jahr, da kam der Kleine aus dem Kindergarten heim und sagte: »Mama, ich will jetzt auch einen Papa haben, kauf mir einen Papa.« Und dann hat der Große gesagt: »Nein, einen fremden Papa wollen wir nicht; ich bin jetzt dein Papa.« Die zwei Buben haben sich nie im Leben gestritten, also das hab ich noch nie erlebt. Ich bin mit vielen Geschwistern aufgewachsen, und wir haben uns viel gezankt, und wenn sie mich nur am Zöpfchen gezogen haben. Aber diese zwei, wenn sie wenigstens einmal was miteinander gehabt hätten, aber nein, nein, immer nebeneinander, wenn der Große was gelesen hat, dann saß der Kleine neben ihm und hat sich an ihn gekuschelt, und solange er noch klein war, immer auf dem Schoß des Großen. Da hat der Große laut gelesen, daß der Kleine das alles mitkriegte, es war für meinen Großen auch eine ganz große Hilfe, weil er so viel Verantwortung hatte.
Ja, jetzt ist er schon dreißig Jahre alt, und er ist ein so lieber und anständiger Familienvater geworden, er hat selber schon Kinderchen, und zu Hause da hilft er immer seiner Frau. Er und seine Frau haben sich beim Studium kennengelernt, sie sind beide Maschineningenieure, sie durften dann heiraten im letzten Semester. Sie müssen fünf Jahre studieren, und nach vier Jahren haben sie geheiratet. Jetzt haben sie diese zwei schönen Kinderchen, im Kaukasus, da wo die Eltern von der Frau wohnen. Mein Junge, der bei mir ist in Deutschland, hat so furchtbares Heimweh nach seinem Bruder, und der Große natürlich auch, er will nur

dem Kleinen nicht das Herz schwer machen. Wie das wird, ob man sich überhaupt je wiedersehen kann, das weiß man noch nicht. Wenn ich im Kaukasus gewohnt hätte, wo mein Sohn wohnt, dann wäre ich vielleicht in Rußland geblieben, aber weil wir ja in Sibirien waren, und gar keine Möglichkeit hatten, aus Sibirien rauszukommen, sind wir dann lieber nach Deutschland gegangen, zu meinen Brüdern, die schon da waren, damit der Junge rauskommt aus Rußland. Mein Sohn, der ältere, hat eine sehr gute Frau. Die ist sehr lieb und schön und kann alles und ist reinlich. Es ist nur so, daß, wenn er mal nach Hause kommen will nach Deutschland, das kann er eben nicht, denn sie ist eine Russin.

Meine beiden Brüder waren schon nach Deutschland zurück, und ich sollte mit meinem Sohn allein in Sibirien bleiben. Da bin ich rausgefahren zu den Ämtern und hab gebeten und geschrieben und gebeten, vierzehn Jahre lang, aber sie sagten nur immer, ich soll hierbleiben, und nirgends lassen sie mich hin.

Als ich einmal vom Amt heimkam, bin ich dann sehr krank geworden, Rheuma und alles hab ich gehabt, durch die große Kälte. Da hab ich zu meinem Sohn gesagt: »Ach hilf mir doch, ich kann nicht mehr, Gott allein kann uns noch helfen.« Ich wurde immer kränker. Da haben wir drei Tage so herzlich gebetet, drei Tage und Nächte ohne Unterlaß, und am vierten Tag rufen sie mich raus, rufen mich wieder in das Amt. Ich ging also rein, ich konnte kaum laufen, und da streckte der Offizier mir die Hand hin! Ich dachte, was ist das, der hat mich doch nie mit der Hand begrüßt. Er sagte: »Setzen Sie sich mal hin, wollen Sie immer noch nach Deutschland?« Ich hatte gar keine Angst mehr, wovor sollte ich noch Angst haben? Sollen sie mich doch weiter wegschicken, mir war jetzt alles egal. Ich habe dann gesagt: »Ich bin eine Deutsche, ich will zu meinem Bruder nach Deutschland, ich bin allein mit meinem Kind in Sibirien, und ich kann hier nicht mehr leben.« Er soll mir die

Erlaubnis geben, nach Hause zu fahren. »Na ja«, hat er gesagt, »Sie werden das noch bereuen. Hier haben Sie die Erlaubnis. Morgen kommen Sie noch mal mit den Papieren, dann machen wir alles fertig, in einem Monat können Sie wegfahren.« So was, unglaublich, noch vor vier Tagen hatte derselbe Mensch mir gesagt, ich dürfe nie ausreisen. Aber ich war auch fertig. Die Nerven! Ich hab nur gezittert, so schwach war ich. Hier bin ich dann langsam wieder Mensch geworden.

Das Interview wurde 1979 aufgenommen.

Marlene Lohner, geboren 1925, ist Germanistin. Sie war lange Hausfrau und arbeitet seit 1977 in der Erwachsenenbildung. Ihr Mann war Literaturwissenschaftler. Er starb im Alter von 56 Jahren 1975 an Herzversagen. Sie waren 19 Jahre verheiratet. Frau Lohner hat zwei Kinder.

Wir hatten nie daran gezweifelt, daß wir zusammen alt werden würden. Edgars Pläne und Träume waren alle in die Zukunft gerichtet; seine Gegenwart war immer Arbeit und noch mal Arbeit. Manchmal litt ich darunter, aber ich tröstete mich immer schnell mit dem Gedanken: später hab ich dann um so mehr von ihm. Wir bauten, unglaublich naiv, auf seine scheinbar unerschütterliche Gesundheit, die er von seiner Mutter geerbt zu haben glaubte, die sehr alt geworden war.

Dann kam der Abend, an dem wir den Notarzt holten, weil Edgar plötzlich starke Schmerzen bekam. Der Arzt schickte uns am selben Abend noch ins Krankenhaus, und dort stellte man fest: Angina pectoris. Es ist mir heute vollkommen unbegreiflich, daß ich so wenig Angst hatte. Nach dem ersten Schock nahm ich das Ganze als eine Art willkommene Warnung, daß Edgar sich nun endlich umstellen müsse auf weniger Arbeit, weniger Streß, mehr Zeit für sich und die Familie und endlich Ernst machen würde mit seinem Traum von einer *vita nuova*.

Die nächsten Wochen im Krankenhaus waren wie der Beginn dieses neuen Lebens. Edgar genoß es geradezu, ohne Zeitdruck lesen oder mit mir und den Kindern reden zu können. Das hatte er seit Jahren nicht mehr gekannt. Wir dachten: Er ist bei dem Arzt in den besten Händen, es geht ständig aufwärts, mit Angina pectoris kann man leben.

Der Arzt sagte zu mir: »Sehen Sie sich Ihren Mann an, sieht er nicht aus, als hätten wir hier das reinste Sanatorium?« Wir fühlten uns sicher. Es war Mitte Dezember. Ich sauste in der Stadt herum und machte Weihnachtseinkäufe. Ich dachte immer, dies Jahr soll es so schön werden wie noch nie. Ich stellte mir immer Edgars Gesicht vor beim Anblick der Geschenke, die ich für ihn hatte. Am zwanzigsten Dezember morgens um zehn Uhr rief er an, mit dem üblichen kleinen Geplänkel: »Ist ja erstaunlich, daß du schon auf bist! Wann kommst du heute? Ich hab das labberige Essen hier so satt. Bring mir doch was Substantielles. Kannst du mir ein Heringsbrötchen mitbringen?« Gegen halb drei fuhr Peter zu ihm, um mit ihm Schach zu spielen. Peter war damals dreizehn, Henning vierzehn.
Gegen vier kam der Anruf von der Oberschwester, ich solle sofort kommen, meinem Mann ginge es schlecht. Ich ahnte, was der Anruf bedeutete. Ich war wie von Sinnen vor Angst. Ich nahm Henning mit, und wir rannten durch die Gänge des Krankenhauses zur Station. Da sah ich Peter, sein verweintes Gesicht. Ich war wie in Trance. Es war alles ganz unwirklich. Der Arzt war selber offenbar vollkommen überrascht: er meinte, es sei ein Hirnschlag gewesen. Er wünschte mir »herzliches Beileid«, und ich erinnere mich, daß ich genau registrierte, wie grotesk eine solche Floskel in einem solchen Moment ist.
Sie ließen mich dann mit Edgar allein. Warum antwortest du mir nicht? Warum hörst du mich nicht? Es ist nicht wahr! Es kann doch nicht sein, daß du einfach weggehst und mich allein läßt! Dies muß rückgängig gemacht werden. Es ist nur ein böser Traum. Morgen ist alles wieder so wie vorher. Ich hatte nur den einen Gedanken, es kann nicht sein, er muß wiederkommen! Ich war so unvorbereitet. Monatelang dachte ich, wenn ich ihn doch nur noch ein Mal sehen könnte! Nur einen Tag, nur ein paar Stunden. Dafür hätte ich mein Leben gegeben. Ich hatte das Gefühl,

ich bin in einem Käfig und rüttle vergeblich an den Stäben.
Dieser Schmerz war so unbeschreiblich, so furchtbar, daß ich immer nur dachte, wie kann ein Mensch das überhaupt aushalten. Warum werde ich nicht wahnsinnig? Natürlich mußte ich wegen der Kinder weitermachen, das war ganz klar. Trotzdem waren Lebenswille und Todessehnsucht eine lange Zeit gleich stark in mir. Die Vorstellung, daß ich womöglich noch dreißig Jahre ohne meinen Mann leben sollte, war so verheerend, daß mir der Gedanke geradezu ein Trost war, später einmal, wenn die Kinder mich nicht mehr brauchen würden, diese Spanne eigenmächtig abzukürzen.
Alles, was ich tat, geschah völlig mechanisch. Ich sah mir selber dabei zu, war wie ein Automat. Auch bei der Beerdigung. Ich dachte nur, Edgar soll stolz auf mich sein, wenn er sieht, wie ich dies hier mache. Und bei der Rede des befreundeten Pfarrers dachte ich dauernd, daß Edgar das freuen müßte, daß so gut und angemessen über ihn gesprochen wird. Es war alles vollkommen unwirklich. Bei der Urnenbeisetzung empfand ich so stark die Diskrepanz zwischen Edgars schnellem, energischem Schritt und unserem feierlich langsamen Gang. Ich konnte absolut keine Verbindung herstellen zwischen dem Inhalt der Urne und dem von mir so geliebten körperlichen Erscheinungsbild, auch heute noch nicht. Ich gehe nie auf den Friedhof. Das Grab ist mir ganz unwichtig.
Am schlimmsten war in der ersten Zeit das Aufwachen am Morgen. Das Einschlafen ging einigermaßen; ich ging so spät ins Bett, daß ich vor lauter Übermüdung schlief. Aber das Aufwachen! In der Nacht waren wir vier wieder zusammen. Und dann jeden Morgen von neuem dieses Entsetzen: Er ist nicht da, er kommt nie wieder! Früher hatte ich mich jeden Morgen von neuem auf den Tag gefreut. Es fing schon damit an, daß Edgar, sowie er die

Badezimmertür hörte, die Arbeit unterbrach und herunterkam, um mir schnell guten Morgen zu sagen. Wenn er zur Universität fuhr, blieb ich am Küchenfenster stehen und wartete, bis er im Vorbeifahren noch einmal hochwinkte. Jeden Abend paßte ich den Moment ab, wenn das Auto in die Garage fuhr, und rannte zur Tür, um eher aufzumachen, als er den Schlüssel rausholen konnte. – Bilder von früher kamen: Edgars Silhouette vor dem beleuchteten Fenster in New York, wenn ich abends unterrichtet hatte und mit einem Zug Verspätung von der Subway kam. – Schneesturm in New York, die nächtlichen Straßen wie ausgestorben, wir beide völlig allein in dem Sturm, selig, übermütig.

Wir haben spät geheiratet. Als wir uns kennenlernten, war Edgar achtunddreißig, ich dreißig. Wir hatten beide einiges hinter uns. Ich war keineswegs himmelhochjauchzend in ihn verliebt, ich fand ihn etwas laut, reichlich rheinländisch und voller dummer Sprüche (was gäbe ich darum, wenn ich einen dieser Sprüche wieder von ihm hören könnte!). Er stellte mir ein Ultimatum, und ich sagte ja. Von dem Augenblick an fühlte ich mich wie ein neuer Mensch. Alles war so einfach geworden, alles machte so viel Freude. Das Gefühl der gegenseitigen Geborgenheit war so stark, daß fast schlagartig sogar unsere bösen Träume aufhörten. Anders kann ich es mir jedenfalls nicht erklären, warum ich von da ab nie mehr vom Krieg und er nur noch sehr selten von der Verfolgung durch die Gestapo träumte. (Edgar war 1937 mit achtzehn Jahren vom Volksgerichtshof wegen »Hochverrats« zu fünf Jahren Zuchthaus, davon ein Jahr Einzelhaft in Plötzensee, verurteilt worden. Er und seine Freunde hatten jahrelang aus Frankreich eingeschmuggelte Flugblätter verteilt.)

Wir machten alles gemeinsam. Wir unterrichteten beide an der New Yorker Universität. Ich half Edgar bei seinen wissenschaftlichen Veröffentlichungen, wodurch ich auch später, als die Kinder da waren, meinen Beruf überhaupt nicht vermißt habe. Er half mir im Haushalt und bei den Kindern, wann immer es nötig war. Früher, wenn wir einmal aus unvermeidlichen Gründen länger getrennt waren, schrieb Edgar mir ein bis zwei Briefe am Tag. Er konnte einfach nicht anders, er mußte mir alles erzählen, was er erlebt hatte. Jedesmal wenn wir uns wiedersahen, sagten wir: »Wir dürfen uns nie wieder so lange trennen.« Und jetzt diese völlig absurde Trennung.

Nach Edgars Tod hatte ich sehr auffallende Träume. In der ersten Zeit immer wieder die gleiche Grundsituation: Edgar im Meer schwimmend, auf eine dunkle Wolkenwand zu. Ich schwimme verzweifelt hinter ihm her, erreiche ihn aber nicht, der Abstand zwischen uns wird immer größer, ich muß umkehren. Oder: Edgar und ich in einem mexikanischen Schmuckladen. Ich kann mich von den Sachen nicht trennen, er sagt: »Das Schiff geht um halb zehn, komm nicht zu spät, ich geh schon vor.« Ich verpasse die Zeit, renne in rasender Angst zum Hafen, sehe noch, wie das Schiff ablegt. Edgar steht am Heck, immer mehr Wasser zwischen uns, er ruft: »Es ist zu spät. Du hättest früher kommen müssen.« Oder: Wir sind zu viert mit dem Fahrrad unterwegs, auf abschüssiger Straße; ich weiter vorne mit vielen unförmigen, schweren Paketen über meinem Lenkrad, und ich denke, warum kommt Edgar nicht endlich, um mir zu helfen? In dem Moment fährt Edgar mit den Jungs in den anderen Teil der Weggabelung, den Berg hinunter, mir schnell aus den Augen. Und: Wir sind in einem überfüllten Zug, ich in einem der vorderen Wagen, Edgar mit den Kindern hinten. Wir müssen umsteigen, und Edgar ist nicht da, um mir beim Tragen der schweren Koffer zu helfen. Ich begreife das einfach nicht, weil er doch weiß, daß ich nicht tragen kann, und weil er doch sonst immer gleich da ist. Und immer wieder Träume, in denen ich nach unserem Haus in Kalifornien, nach unserer

Wohnung in New York suchte und sie außen und innen verkommen, verwahrlost, zerstört wiederfand.
In mir vollzog sich etwas, was eigentlich schon im Krankenhaus anfing, als ich den Toten dort liegen sah. Es ist schwer zu sagen, es vollzog sich eine Art Tausch. Der lebendige Edgar, so wie er sich bewegt, geredet, gelacht hatte, war sozusagen in mich übergegangen, in der Gestalt, in der er gelebt hatte. Umgekehrt hatte er einen großen Teil von mir mitgenommen, Freude, Zukunft, und vor allem Erlebnisvermögen. Innerlich war ich mit Edgar in einem fast ununterbrochenen Dialog. Und zwar so stark, daß es mich in den ersten Monaten oft geradezu körperlich würgte. Das war ein Gefühl, als sei eine Art Fontäne in mir, die nicht heraus kann, die abgeschnürt wird, all das Angestaute von Gefühlen und Gedanken, was sonst zu Edgar ging. Das war wie eine Art seelischer Erstickungskrampf. Ich rannte dann im Haus herum, in dem früher so geliebten, jetzt so schrecklich leeren Haus. Ich rief nach ihm und machte ihm Vorwürfe, daß er mich einfach verlassen hatte. Und ich dachte immer, wie absurd ist es, daß er jetzt, wo ich ihn am meisten brauche, nicht kommt, um mich zu trösten. Ich dachte immer, er sieht mich doch, er muß mich doch sehen!
In den ersten zwei bis drei Jahren habe ich fast pausenlos an Edgar gedacht, mit ihm »gesprochen«. Das wurde höchstens mal zehnminutenweise von Gesprächen mit den Kindern oder täglichen Anforderungen überlagert, aber sowie ich allein war, kreiste alles um dieses eine. Freunde sagten mir oft: »Aber das ist doch wunderschön, daß du so stark mit ihm verbunden bist. Das muß dir doch Kraft geben.« Nein! Durch diese enorme innere Nähe war die äußere Entfernung, das Getrenntsein ja noch viel schlimmer. Es war eine einzige Qual. Und wenn mir zu der Zeit jemand sagte, irgendwann wird der Schmerz schon weniger werden, dann wär ich dem am liebsten ins Gesicht gesprun-

gen. Wie konnte überhaupt jemand, der uns beide gekannt hatte, annehmen, daß ich jemals weniger an Edgar denken, geschweige denn ihn »vergessen« könnte!
Ich marterte mich mit Selbstvorwürfen. Immer wieder ging mir im Kopf herum, was ich hätte anders machen müssen: daß ich ihn früher zum Arzt hätte schicken müssen, daß ich ihm strenger das Rauchen hätte abgewöhnen und es vor allem hätte schaffen müssen, seine Arbeitsüberlastung zu verringern. Aber im gleichen Atemzug wußte ich, daß es sinnlos war, mich damit zu peinigen, denn ich hätte sein überschäumendes Temperament, seine Arbeitswut ja doch nicht ändern können, und durch dauerndes Herumzupfen an ihm hätte ich nur die Harmonie gestört. Was mich am meisten verfolgte, war der Gedanke an mein eigenes Versagen gegenüber Edgars Krankheit. Die mußte sich doch angebahnt, irgendwie angekündigt haben! Wieso hatte ich nichts gemerkt, als noch Zeit gewesen wäre, etwas zu tun? Edgar hatte überhaupt kein Gefühl für den eigenen Körper, immer überzog er seine Kräfte. Aber warum war ich so blind gewesen gegenüber der latenten Gefahr, so instinktlos? Nicht zu spüren, daß der Tod dem liebsten Menschen schon so nah war! Ob er etwas geahnt hat? Ob er mich nur schonen wollte? Ich glaube es nicht. Er war fröhlich, manchmal fast übermütig, so voller Pläne. Ich klammere mich daran, aber meine Gedanken über diese Fragen kommen nie zur Ruhe.
Aber auch anderen machte ich Vorwürfe. Vor allem den Studenten. Sie hatten seine Gutmütigkeit ausgenutzt, sie wußten, daß er nicht nein sagen konnte. Sie hatten ihm, statt eines weiteren Seminars, die verdammte Vorlesung praktisch aufgezwungen. Aber zugleich wußte ich, daß ich ungerecht war, denn eben dieser totale Einsatz, dieses Sich-nicht-Schonen, machte ihn ja zu dem wunderbaren Lehrer, der er neben dem Gelehrten gewesen war. So ging es immer hin und her. Ich saß da und grübelte und weinte

und wütete gegen das Schicksal. Ich kam überhaupt nicht weiter. Ich lief und lief und kam überhaupt nicht vom Fleck.
Ich fühlte mich so betrogen, betrogen um Zeit mit Edgar. Er war ein Mensch, der aufgrund seines Temperaments und höchster selbstgesetzter Maßstäbe ständig mit Arbeit überhäuft war. Für die Studenten war ihm, auch noch in späteren Jahren, nichts gut genug. Auf seinem Schreibtisch türmten sich Berge von Seminararbeiten und Dissertationen. Wissenschaftliche Veröffentlichungen, die er in seiner Begeisterung für das Thema einem Verlag zugesichert hatte, wurden unter enormem Zeitdruck abgeschlossen. Die Woche hatte achtzig Stunden, Wochenenden und Semesterferien – von wenigen Urlaubswochen abgesehen – natürlich eingeschlossen. Mit einem Mann dieses Schlages zusammenzuleben, fordert von der Frau viel Verständnis und ständiges Zurücknehmen. Im allgemeinen gelang mir dies auch ganz gut, zumal ich immer und gern mit Eigenem beschäftigt war. Aber es gelang mir eben nicht immer. Tatsächlich war dies der einzige Punkt, über den wir uns gelegentlich stritten. Dann überfiel mich die Unzufriedenheit, weil ich fand, daß wir die Gegenwart zu wenig für einander nutzten. Ich habe nie daran gezweifelt, ich wußte ganz genau, daß ich das Wichtigste war in seinem Leben, wichtiger als alle Arbeit. Aber manchmal revoltierte ich einfach gegen eine Zeitauffassung, die zuviel an Wünschen in die Zukunft verlegte. Und nun sind wir beide um diese Zukunft betrogen, auch er. Denn in zunehmendem Maße hatte er ja unter der Überbelastung gelitten und sich nach mehr Ruhe gesehnt. Und ich – manchmal glaube ich, daß meine Untröstlichkeit, meine anhaltende Auflehnung gegen dieses »Schicksal«, damit etwas zu tun hat. Mit dem Hader über unsere eigenen Versäumnisse, mit der Trauer darüber, daß diese unsere Zukunft nie mehr stattfinden wird.

Nun kam in meinem Fall etwas hinzu, wodurch sich die ganze Situation noch erheblich verschlimmerte. Ich habe seit vielen Jahren Lähmungserscheinungen in beiden Armen, wohl aufgrund einer chronisch gewordenen Virusinfektion. Dadurch sind mir viele Tätigkeiten unmöglich geworden, andere stark beschnitten. Es hatte schon angefangen, als die Kinder noch klein waren, und war zeitweise nervenaufreibend. Es gab Zeiten, in denen ich keine Gabel halten konnte und Edgar drei Leute füttern mußte!

Alles, was mir früher Spaß gemacht hatte, ging gar nicht mehr. Ich war eine gute Flötistin gewesen, als junges Mädchen sogar in der Meisterklasse des Mozarteums. Jede Art von Sport, gar nicht daran zu denken. Aber bei weitem das Schlimmste: Ich konnte und kann – bis auf ein paar Worte – nicht mehr schreiben. Schreiben war ein großer Teil meines Lebens gewesen. Ich hatte viele literaturwissenschaftliche Bücher aus dem Englischen übersetzt, sehr gern Briefe geschrieben und für Edgar gearbeitet. Trotzdem – wenn ich so zurückdenke, fand ich mich damals eigentlich erstaunlich gut damit ab. Ich sagte mir immer wieder: Wer hat das schon, was du hast, einen geliebten Mann, süße Kinder, genug zum Leben, ein schönes Haus. Irgend ein Opfer muß man wohl bringen.

Aber jetzt nach Edgars Tod wirkte sich die Armschwäche verheerend aus. Wie sehr verlangte es mich danach, einige der Briefe zu beantworten, über Edgar schreiben zu können und schriftlich mit den Freunden in Amerika in Verbindung zu bleiben! Im ersten Sommer ging ich, nur um nicht immer allein zu Hause zu sitzen, oft mit Peter zum Tennisverein, um ihm beim Spielen zuzusehen. Wie hab ich damals die Frauen beneidet, die ihr Leben auf dem Tennisplatz verbringen! Was hätte ich drum gegeben, wenigstens für ein paar Stunden hinter dem dummen kleinen Ball herrennen zu können und nicht denken zu müssen. Die ersten beiden Weihnachten flohen wir von zu Hause in den

Schnee und trafen uns dort mit der Familie meines Bruders und gemeinsamen Freunden. Alle zwölf Leute fuhren Ski und verbrachten den Tag auf den Hängen. Ich saß dann im Hotel und las oder machte aus Pflichtgefühl meinem Körper gegenüber mal einen Spaziergang, wobei aber durch die Diskrepanz von Außen und Innen, durch den Anblick der herrlichen Natur und der fröhlichen Menschen um mich herum mein Unglück nur noch größer wurde. Vor allem hätte ich normalerweise natürlich wieder gearbeitet, als Lektorin, Lehrerin oder Dramaturgin. Aber wie sollte ich das machen, ohne schreiben zu können?
Etwa ein Vierteljahr nach Edgars Tod war ich plötzlich innerhalb von einer Stunde auf einem Ohr taub. Ich hatte am selben Tag noch eine wichtige Verabredung und ging deshalb nicht gleich zum Ohrenarzt. Erst nach fünf Tagen war klar: Es war ein Hörsturz. Inzwischen weiß man, daß diese Erscheinung oft auf seelische Belastungen zurückzuführen ist. Alles wäre auf eine sofortige Behandlung angekommen. Bei mir war es zu spät. Als ich realisierte, daß ich von jetzt ab mit unablässigen Summ- und Sirenentönen würde leben müssen, daß ich nie mehr *Ruhe* haben würde, dachte ich, das halte ich nicht aus.
Die Wochen in der Klinik waren der absolute Tiefpunkt. Ich hatte während der stundenlangen Infusionen Zeit genug, meine Gedanken kreisen zu lassen. Meine Sehnsucht nach Edgar war um so größer, als ich ständig daran denken mußte, wie er mich vor nur wenigen Monaten bei einem anderen, harmlosen Krankenhausaufenthalt zweimal am Tag besucht hatte, dabei immer abgehetzt wegen irgendeines Geheimnisses, das mich offensichtlich zu Hause erwarten sollte: Er hatte, um mich zu überraschen, ein Bücherregal gestrichen, was ich mir schon lange gewünscht hatte. Und das bei all seiner Extraarbeit während der Woche. Seine Freude über meine Freude! Ich sah mich

immer doppelt, die Situation damals und jetzt. Ich fragte mich dauernd nach dem Sinn des Ganzen. Rund um uns herum wimmelte es von brüchigen oder gleichgültigen Ehen. Warum wurden gerade wir getrennt, die wir noch viel zuwenig voneinander gehabt hatten? Ich wußte natürlich gleichzeitig, daß es auf diese Frage keine Antwort gibt, daß Leben und Tod sich nicht in simple kausale Zusammenhänge von Verdienst und Wert einordnen lassen. Ich war nur allzugern bereit gewesen, die schönen Fügungen meines Lebens für »schicksalhaft« anzusehen, sträubte mich aber mit allen Fasern meines Inneren dagegen, in diesem zerstörerischen Schlag irgendeinen »Sinn« zu erkennen.

Ich beneide Menschen, die glauben können. Ich beneide sie um ihre Gewißheit, um den Trost, den sie aus ihren bestimmten Vorstellungen von Gott und dem Jenseits erhalten. Mir ist das nicht gegeben. Ich scheitere immer wieder an der Tatsache, daß Gott sich nicht beweisen läßt. Den sogenannten Glaubenssprung, das Sich-fallen-Lassen in den Glauben, schaffe ich nicht.

Trotzdem hab ich mich nach Edgars Tod an den Gedanken eines »Wiedersehens« in einer anderen, geistigen Welt oder Sphäre geradezu geklammert. Merkwürdig, das hat gar nichts mit der Vernunft oder dem Verstand zu tun, sondern wohl nur damit, daß es einem unmöglich ist, die absolute Endgültigkeit der Trennung zu akzeptieren. Man baut sich einfach eine letzte Hoffnung auf, mag sie noch so irrational sein, um nur irgendwie gegen die Verzweiflung anzukämpfen. Ich dachte, das eine läßt sich so wenig beweisen wie das andere, und warum soll ich mich nicht ein kleines bißchen damit trösten, daß er mich eines Tages, wenn es bei mir soweit ist, schon »erkennen« wird. Warum soll man sich in diesem Punkt nicht einem gewissen Wunschdenken hingeben, wenn es einem vorübergehend hilft?

Die große Hilfe waren natürlich die Kinder, aber weniger aktiv als vielmehr durch ihr bloßes Dasein, durch die ständige Forderung. Ich habe anfangs sicher oft versagt. Ich sehe sie noch ihren Kopf in mein Zimmer stecken und schnell zurückziehen, wenn sie mein Gesicht sahen. Ich hätte es auch nicht für richtig gehalten, ihnen etwas vorzumachen, hätte es auch gar nicht gekonnt. Dabei ging es ihnen selber ja so schlecht. Sie hatten den besten Vater verloren, und die Mutter, von der sie Fröhlichkeit, Ausgeglichenheit und Wärme gewohnt waren, war nun plötzlich traurig und abwesend und weit davon entfernt, ihnen die doppelte Kraft geben zu können, die sie jetzt gebraucht hätten. Ihre ganze Verlassenheit wurde mir so deutlich durch ein Erlebnis etwa drei Wochen nach Edgars Tod. Ich stieg an unserer Haltestelle in einen Bus, aus dem Peter, zufällig, gerade ausgestiegen war. Er stand an der Haltestelle und sah dem Bus nach mit einem so todtraurigen Gesicht, daß sich mir das Herz zusammenzog. Am Abend fragte ich ihn danach, was in ihm vorgegangen sei, und er sagte: »Ich mußte immer denken, daß Papa mich nie mehr vom Bus abholen würde.« Edgar hatte die Kinder jeden Tag, wenn er zu Hause arbeitete, vom Bus abgeholt, wegen der verschiedenen Schulzeiten oft erst das eine, dann das andere. Ich seh ihn noch hinrennen, dann, den Arm um die Schulter gelegt, langsam mit dem Kind zurückkommen. In diesen fünf Minuten am Tag erfuhr er alles von ihnen, was wichtig war. Was er ihnen an Zeit nicht geben konnte, machte er durch Intensität wett.
Die Kinder reagierten ganz verschieden auf den Verlust. Peter trauerte offen. Er sprach mit mir über alles und verleitete mich durch sein außergewöhnliches Einfühlungsvermögen dazu, über meine Gefühle mit ihm zu sprechen. Damit habe ich ihn sicher oft überfordert. Monatelang schlief er furchtbar schlecht, hatte schlimme Angstträume. Nachts wollte er nicht allein sein und legte sich mit dem

Schlafsack zu Henning, wie als kleineres Kind. Beim Tennis rutschte er vom ersten Platz in seiner Mannschaft auf den sechsten ab. Einmal hatte er einen Traum, in dem er Edgar an eine Wand gelehnt sah, mich auf dessen Schultern »ausgeflippt«, wie er sagte. Da wurde mir schlagartig klar, daß sein Zustand sich nicht nur aus den Nachwirkungen des Todeserlebnisses erklärte, sondern ebenso aus seiner Angst um mich. Er war aus einer heilen Welt in totale Unsicherheit gestürzt. Als ich das merkte, habe ich mich ihm gegenüber nach und nach anders verhalten. Ich habe versucht, ihm glaubwürdig zu machen, lange bevor das wirklich so war, daß es nun langsam etwas besser gehe, daß ich es schon schaffen werde, daß er keine Angst um mich zu haben brauche, und so fort. Es trat dann auch bald eine Beruhigung bei ihm ein.

Bei Henning war es völlig anders. Er war, wenn möglich, noch enger mit Edgar verbunden gewesen. Er ist weich und phantasievoll und hatte Edgars Klarheit und Entschiedenheit bei aller Wärme wohl noch mehr gebraucht. Er muß furchtbar gelitten haben, aber er konnte sich nicht mitteilen. Er flüchtete sich in Edgars Münzsammlung, später ins Gitarrespielen, beides Edgars Hobbys. Außerdem verhielt er sich mir gegenüber oft ziemlich aggressiv, was ich völlig verstand, zumal er ja mitten in der Pubertät war. Einmal, vielleicht ein Jahr nach Edgars Tod, war ich abends auf dem Weg nach Hause. Da sah ich von weitem das Licht in Hennings Zimmer. Ich fing an zu laufen, rannte das ganze Stück bis in sein Zimmer und stand dann atemlos vor ihm. Da sagte er: »Was ist denn mit dir los?« Ich sagte: »Mir ist grad so klargeworden, was ich noch alles hab!« Da nahm er mich in den Arm und drückte mich ganz fest.

Man denkt immer nach solchen Lichtblicken, daß ihre Nachwirkung anhalten würde. Besonders die Außenstehenden denken das. Aber so ist es nicht. Immer wieder fällt man in diese dunklen Löcher aus überwältigender Sehn-

sucht, Angst und Verlassenheit. Was solche Einbrüche auslöst, ist gar nicht vorherzusehen. Erst ganz, ganz allmählich werden diese Einbrüche seltener, wächst eine dünne Haut über die Wunde. Ich habe immer wieder festgestellt, daß viele Menschen, gerade auch die, die eigentlich helfen möchten, bestimmte Fragen nicht stellen, bestimmte Erinnerungen nicht anrühren, damit die Wunde nicht wieder aufbricht. Ich halte das in den meisten Fällen für falsch. In dem Trauernden ist der Gedanke an den Toten sowieso im Untergrund immer da, und es gibt hundert Anlässe am Tag, wodurch alles wieder aufbrechen kann. Es ist viel wichtiger, daß dem Trauernden Gelegenheit gegeben wird, zu reden, seine wahren Gefühle ohne Hemmungen zeigen zu dürfen, um sich im ständigen Durchsprechen und Durchdenken der eigenen Situation nach und nach einer Annahme der veränderten Lage, des so schmerzhaft beschädigten Ichs, anzunähern.
Wer dem Trauernden helfen will, braucht viel, viel Geduld und Einfühlungsvermögen. Er darf sich durch die Rückfälle nicht entmutigen lassen. Ich weiß nicht, was ich ohne meine Freunde, ohne meine Geschwister und ihre Frauen getan hätte. Freunde lösten sich ab in den ersten schlimmen Wochen, um bei mir zu wohnen. Mit meinen Brüdern verbrachten wir die ersten beiden Weihnachten. Am Wochenende riefen sie an, unermüdlich, von allen Seiten. Oft war ich stundenlang am Telefon. Das war für mich geradezu lebensnotwendig, zumal ich ja nicht schreiben kann. Ein älteres Ehepaar hier aus der Gegend hatte immer zur rechten Zeit den rechten Gedanken, um mir irgendeine kleine Freude zu machen. Als sie merkten, daß mir überhaupt nicht der Sinn nach Advent stand, brachten sie mir einen so schönen Zweig, daß ich nicht anders konnte, als auch die anderen Weihnachtssachen für die Kinder herauszuholen. Und als sie meinten, daß ich unbedingt wieder ein paar Menschen einladen müßte, schenkten

sie mir bei jedem Besuch ein Teil eines neuen Eßgeschirrs.
Schlagartig vorbei waren alle gesellschaftlichen oder geselligen Verbindungen, die sich aus Edgars Beruf, durch die Universität ergaben. Man hört das ja auch oft von anderen Frauen. Da ging es vorher – man muß das deutlich aussprechen – also weitgehend um gemeinsame Interessen, mehr jedenfalls als um rein menschliche Dinge. Außerdem stört im geselligen Kreis ein Mensch, der traurig ist. Ich halte das aber nicht nur für ein gesellschaftliches Vorurteil. Ich glaube, daß eine Frau, die wirklich trauert, sich in einem solchen Kreis zwangsläufig unglücklich fühlen muß, denn sie wird ja bei diesen Gelegenheiten ununterbrochen an das erinnert, was sie selber verloren hat, wodurch sie hier leicht mit Bitterkeit und Aggression oder einer unnatürlichen Fröhlichkeit reagiert, die abstoßend wirken. Ich glaube, man tut wohl daran, sich einer solchen Situation gar nicht erst auszusetzen, zumindest nicht in den ersten Jahren. Es ist sicher besser, wenn man sich, neben der Pflege der alten Freundschaften, einen neuen kleinen Kreis von Menschen sucht, deren Denken und Fühlen mit dem eigenen harmoniert.
Edgar und ich waren ja erst zweieinhalb Jahre in Wiesbaden und hatten noch keine Zeit gehabt, hier einen neuen Freundeskreis zu finden. Eine hiesige Freundin hat mich dann in ihren Freundeskreis von drei Ehepaaren »übernommen«. Wir haben gemeinsame Interessen und gehen auch mal zusammen zum Essen aus. Edgars Tod lag schon fast zwei Jahre zurück, als wir damit anfingen. Trotzdem war es am Anfang schwer zu ertragen, wenn sie über ihre Weine oder ihre Reisen sprachen. Ich dachte oft, ich halt das nicht länger aus, ich muß hier raus. Ich hab mir dann schnell ein Taxi bestellt und bin nach Hause gefahren, um noch rechtzeitig zum Gutenachtsagen bei den Kindern zu sein. Das war dann mein einziger Trost. Heute ist das

leichter. Ich bin einfach nur froh, daß ich diese Menschen habe, als Gesprächspartner.
Sehr freundschaftlich verhielten sich unsere Nachbarn. Ich mußte ja Edgars Auto gleich verkaufen. Erstens war es viel zu teuer und zweitens konnte ich wegen der Arme nicht mehr fahren. Ich mußte also täglich Einkäufe machen und die Sachen in der Umhängetasche nach Hause schleppen. Die Jungen waren, je älter sie wurden, auch nachmittags sehr beschäftigt. Wir sind große Milchtrinker und verbrauchen drei Liter pro Tag. Diese Milchmassen haben mir meine Nachbarn fünf Jahre lang unermüdlich ins Haus geschleppt, immer freundlich, immer hilfsbereit, und machten dazu noch den monatlichen Großeinkauf im Supermarkt.
Eine kleine Gruppe enger Freunde hat die Liebe und die Geduld aufgebracht, während der fünf Jahre an meiner inneren Entwicklung aus nächster Nähe teilzunehmen. Andere glaubten und hofften, daß ich schon weiter sei, als ich wirklich war. Sie konnten es nicht gut aushalten, daß ich immer noch so traurig war. Vielleicht meinten sie auch, daß es für mich besser wäre, wenn man nicht darüber spräche. Jedenfalls habe ich oft erlebt, daß jemand fragte: »Wie geht es dir?« und dann sofort, ohne abzuwarten, die Antwort selber gab: »Gut, nicht?«
Wirklich Verletzendes habe ich kaum erlebt, nur die üblichen Gedankenlosigkeiten. Was denken sich die Leute eigentlich dabei, wenn sie einem am Samstagmorgen ohne Ansehen der Person ihr »Schönes Wochenende!« entgegenschmettern? Auch das »Fröhliche Weihnachten« auf Kartengrüßen konnte ich noch jahrelang schwer verkraften. Einmal lud mich jemand zu einer Party ein mit der Begründung: »Da kommt auch meine Schwägerin hin. Sie ist auch Witwe. Wir dachten, das würde gut zu Ihnen passen.« Berufsbezeichnung: Witwe. Grotesk!
Freunde und Geschwister sind auch so wichtig für Rat-

schläge, weil man in der extremen neuen Situation so wenig Abstand zu sich selber hat. Ganz kurz nach Edgars Tod sagte mein Bruder zu mir: »Du darfst nun nicht immer nur trauern.« Mein Bruder ist der gütigste Mensch von der Welt, aber ich empfand das als grausam und verstand ihn gar nicht. Ich dachte, wie kannst du das sagen, wo gerade mein ganzes Leben zerstört worden ist? Aber kurz darauf hörte ich das gleiche noch einmal von einem von mir sehr geschätzten Menschen. Und meine Freundin sagte mir: »Jetzt mußt du dich erst recht anstrengen, eine gute Gastgeberin zu sein. Wer dich besucht, muß sich hier wohl fühlen.« Natürlich hab ich mich erst innerlich wütend dagegen aufgelehnt, aber bald sah ich, wie recht sie hatten. Natürlich hatten sie nicht meinen inneren Zustand gemeint, sondern dessen Erscheinen nach außen. Man kann keinen größeren Fehler machen, als das Mitgefühl der anderen zu strapazieren. Dann ist man mit Sicherheit binnen kürzester Frist im Abseits. Der Trauernde ist in der paradoxen Situation, daß er einerseits meint, mit Recht das ganze Mitleid der Welt für sich in Anspruch nehmen zu dürfen, aber andererseits die Notwendigkeit erkennen muß, sich nach kurzer Schonzeit schleunigst um das fortgesetzte Wohlwollen der anderen zu bemühen. Das ist eine immense Anstrengung. Man muß zehn Schritte voraus machen, bevor die anderen einen tun. Selbst die Bereitschaft der besten Freunde zum Zuhören erlahmt, wenn man es nicht bald schafft, auch wieder an ihren Problemen teilzunehmen. Wer sich dazu nicht durchringt, ist letztlich hoffnungslos an Selbstmitleid und Einsamkeit ausgeliefert, und selbst die nächsten Angehörigen werden sich, wenn überhaupt, nur noch aus Mitleid oder Pflichtgefühl um einen kümmern.

Ich habe jahrelang eine Art Doppelleben geführt, ein Leben auf zwei Ebenen, einer Ebene der inneren und einer der äußeren Wirklichkeit. Auf der einen spielte sich alles ab, was zur Organisation unseres Tageslaufs gehörte, die Sorge für die Kinder, die Gespräche mit ihnen und den meisten anderen Menschen. Aber meine Gedanken, meine Gefühle bewegten sich fast ausschließlich auf der anderen Ebene, nur das war wirklich, der Schmerz, die Sehnsucht. Darunter haben besonders die Kinder gelitten, weil ich jahrelang so zerstreut war, daß ich mich einfach nicht konzentrieren konnte auf das, was sie mir erzählten. Immer wieder irrten die Gedanken ab. Immer wieder hatte ich etwas vergessen, was sie mir gerade vorher erzählt hatten. Es bestand eine riesige Kluft zwischen dem, was für mich einzig wirklich und wichtig war, und dem, was die anderen wichtig fanden – das ließ sich kaum überbrücken. »Man wird so egoistisch und ungerecht«, sagte mir kurz nach Edgars Tod eine Freundin meiner Mutter.

Und – man wird so überempfindlich. Früher, mit all meiner Sicherheit durch Edgars Dasein, nahm ich freundlich gemeinte Kritik mit Humor und nach Möglichkeit mit Einsicht auf. Heute wirft mich Kritik schneller um, ich reagiere weniger gelassen. Andererseits bin ich jetzt froh, wenn die Kinder oder nahe Freunde mich korrigieren. Wenn man allein ist, schleichen sich so leicht unangenehme Angewohnheiten ein, die dann anderen Menschen auf die Nerven gehen.

Seit Edgars Tod kann ich das Gefühl nicht loswerden, daß ich ganz plötzlich uralt geworden bin. Innerlich, meine ich. Ganz egal, wie alt ich wirklich war, bei ihm fühlte ich mich jung, weil er mich liebte und begehrte. Ich wußte, daß er auch meine äußere Erscheinung liebte und daß sich das nie ändern würde. Das gab mir eine ungeheuere Sicherheit. Ohne diese Bestätigung von ihm gebe ich mir zwar in diesem Punkt auch noch Mühe, allein schon aus Selbstachtung, aber es macht keinen Spaß mehr. Und ganz schlimm ist es, das muß einmal gesagt werden, daß mitten aus einer vertrauten körperlichen Beziehung plötzlich der Sexualpartner fehlt, lange vor der Zeit, wo normalerweise eine natürliche Verringerung dieses Bedürfnisses einsetzt. Zweifellos trägt dieses plötzliche Vakuum erheblich zu dem Gefühl des frühzeitigen Alterns bei. Es gibt da auch gar keinen Ausweg, denn Sex läßt sich für mich nicht vom Psychischen isolieren, und jeder Gedanke an einen »Fremden« wäre unerträglich. Darum geht es auch völlig ins Leere, wenn mir jemand sagt, ich müsse wieder heiraten. Ich denke dann nur, seht ihr denn gar nicht, daß das nicht geht. Seht ihr denn nicht, daß ich verheiratet *bin*?

Jung hatte ich mich auch gefühlt, weil ich mit Edgar zusammen in einem Mittelpunkt stand, vor allem für unsere jüngeren Freunde und Studenten. Wir bewegten etwas, und daran freuten wir uns. Jetzt war ich plötzlich ganz am Rande. Das, was normalerweise ganz allmählich vor sich geht, daß der alternde Mensch lernt, sich selber weniger im Mittelpunkt der Bühne zu sehen, sondern mehr in den Kulissen, bescheidener, vielleicht mehr zum Beobachter oder auch Ratgeber geworden, hat sich für mich schlagartig ereignet.

Ich hatte früher nie Angst vor dem Alter gehabt, ich hatte mich sogar auf die größere Ruhe, auf mehr Zeit mit Edgar gefreut. Jetzt habe ich Angst vor der Zukunft. Damit meine ich nicht Angst vor dem Tod, die hab ich nicht mehr. Aber ich mag gar nicht daran denken, wie es sein wird, wenn ich allein bin.

Was ich auch so vermisse, ist, daß ich nicht mit Edgar von früher sprechen kann. Wir waren all die Jahre allein in New York, allein mit den Kindern in Kalifornien. Wir haben keine anderen Zeugen für unsere schönsten Erlebnisse. Es ist so schwer, daß ich nie sagen kann: »Weißt du noch?«

Ich weiß natürlich, wie groß die Gefahr ist, daß man in meiner Situation versucht, die Kinder länger, als ihnen guttut, an sich zu binden. Ich habe das bisher dadurch bekämpft, daß ich sie an einer sehr, sehr langen Leine laufen lasse und ihnen so gut wie gar nichts dreinrede, aber trotzdem zuverlässig für sie da bin. Das hat sich bisher bewährt. Ich hoffe, daß ich das auf die Dauer schaffe. Ich muß es schaffen, weil ich ihnen vor allen Dingen nicht zur Last werden möchte.

Irgendwann im Verlauf des vierten Jahres merkte ich, daß meine Trauer um Edgar etwas milder geworden war, daß die Schmerzwellen in größeren Abständen kamen, daß ich mich mit weniger Anstrengung auf die Anforderungen der Gegenwart konzentrieren konnte. Aber eines hat sich seit seinem Tode nicht verändert: meine Erlebnisunfähigkeit. Wenn ich alte Briefe lese, bin ich geradezu erschrocken, wie sehr ich mich früher freuen konnte. Heute kann ich einfach keine tiefere Freude mehr empfinden, außer durch die Kinder. Natürlich gibt es kleinere Freuden. Ich freu mich über Besuch, Gespräche, Theater, ein Geschenk. Aber das geht nicht tiefer, hält nicht an. Sowie ich den Versuch mache, irgend etwas wiederzufinden, was mir früher am meisten Freude gemacht hat, ist es aus. Ganz schlimm ist die Musik, nicht nur wegen des Ohres. Dann sitze ich da, entweder völlig empfindungslos, wie versteinert, oder so erschüttert, daß ich völlig außer Fassung bin. Oder der Urlaub. Eigentlich hab ich mir geschworen, das ganz aufzugeben. Aber wenn es dann Sommer wird und alle anderen voller Vorfreude ihre Pläne machen, dann sag ich mir, du kannst nicht immer nur hier auf deinem Sofa sitzen, du mußt auch mal wieder etwas von der Welt sehen und etwas für die Gesundheit tun. Jedesmal kehre ich reumütig in meine Höhle zurück und sage mir, nie wieder. Die Sonne, die Berge, das Meer – je schöner es ist, desto schlimmer. Ich muß dann die Eindrücke abwehren, weil sie zu weh tun; der Resonanzboden ist einfach kaputt. Außerdem überfallen mich die Erinnerungsbilder: Früher, wenn wir in die Ferien fuhren, die Kinder hinten drin, das Auto vollgepackt, ich neben Edgar, auf dem Weg nach Süden,

dort morgens am Meer, nachmittags was Schönes angeschaut – das war einfach das Glück.
Warum ziehe ich keine Kraft aus solchen Erinnerungen? Warum sind sie so schmerzhaft, daß ich sie lieber nicht hochkommen lasse? Früher waren meine Fotoalben mein wichtigster Besitz. In Kalifornien hatte ich sie auch nachts immer griffbereit, um im Falle eines Erdbebens sie als erstes zu retten. Jetzt liegen sie weit hinten im Schrank, ich mache einen riesigen Bogen um sie. Sicher ist es im allgemeinen richtig, Erinnerungen nicht zu verdrängen, ich glaube aber, daß es in bestimmten Fällen, in denen es darum geht, erst wieder neu leben zu lernen, besser ist, sehr lange zu warten, bevor man sie hervorholt, bis der Boden unter den Füßen wieder ein wenig fester ist. Wie oft hab ich mich schon gefragt, warum ich vor meiner Ehe auch allein etwas erleben und genießen konnte. Damals fuhr ich nach Italien und England und kam vollgepackt mit Eindrücken zurück. Warum gelingt mir das jetzt nicht? Es muß wohl daran liegen, daß ich damals noch voller Hoffnungen, voller Zukunft war. Ich ahnte ja auch noch nicht, welch eine Steigerung des Lebensgefühls in einer glücklichen Verbindung möglich ist.
Zwei Jahre nach Edgars Tod fing ich an, in der Volkshochschule Literaturkurse zu geben. Ich hatte mir schon so oft überlegt, was ich denn bloß tun könnte, ohne die Arme benutzen zu müssen. Einen Lehrauftrag an der Universität Mainz mußte ich schon ablehnen, weil die Vorbereitung von Seminaren für Studenten ohne schriftliche Notizen nicht möglich ist. Die Volkshochschule Wiesbaden stellt neben fachlicher Qualifikation keine anderen Bedingungen, als daß das Publikum durch eine bestimmte Teilnehmerzahl sein Interesse an einem Kurs bekundet. Jetzt, nach vier Jahren, sind in jedem der zwei Kurse fast dreißig Teilnehmer, mehr als die Hälfte von ihnen ist seit dem ersten Tag ununterbrochen dabei. Sie halten mich ganz

schön in Atem, immer wieder neue Themenstellungen, mal aus der älteren, mal aus der modernen deutschen Literatur. Um für diese eineinhalb Stunden gewappnet zu sein, arbeite ich tage- und wochenlang. Da ich ja keine Notizen machen kann, muß ich alles auswendig vorbereitet haben. Diese Art der Vorbereitung kommt aber den Kursen an Intensität zugute. Entscheidend ist vor allem, daß dies die einzige Arbeit ist, die ich machen *kann,* sie macht mir Spaß, und sie fordert mich. Am Ende eines Seminars habe ich das Gefühl, etwas geleistet zu haben.

Im ersten Jahr, als wir uns vor den Weihnachtsferien voneinander verabschiedeten, klagten einige meiner Hörer über die Länge der Pause und sagten, wie sie sich schon jetzt auf die Fortsetzung freuten. Ich sagte: »Dann bin ich ja doch noch zu etwas nütze.« Das wurde empört zurückgewiesen, ich wurde mit Lob und Anerkennung überschüttet. Eine Frau kam zu mir und sagte, ihr Mann habe gemeint: »Seitdem du in die Volkshochschule gehst, bist du ein ganz anderer Mensch.«

Diese Art von Bestätigung tut mir natürlich sehr gut. Sie ist auch wichtig für mein Selbstwertgefühl, das in den ersten Jahren nach Edgars Tod doch ziemlich angeschlagen war. Ich glaube übrigens, daß dieser Selbstwertverlust am Anfang fast zwangsläufig erfolgt; denn wenn man sich jahrelang so stark mit einem anderen Ich identifiziert hat und daraus sehr viel Kraft gezogen hat, dann ist es nur zu verständlich, daß bei dessen Verlust in den meisten Fällen eine schwere Identitätskrise einsetzt.

Ich habe also »Erfolg«. Viele beneiden mich um meine Ausbildung, mein Rüstzeug. Woher kommt es, daß mein Stolz darauf nicht anhält, daß meine Freude darüber nicht trägt? Es ist zwar gar nicht auszudenken, in welcher Situation ich wäre, wenn ich die Arbeit nicht hätte. Aber diese aus dem beruflichen Erfolg kommende Befriedigung ist unendlich weit entfernt von meinem Lebensgefühl während meiner Ehe. Früher beneideten uns viele um unsere intellektuelle Übereinstimmung, unsere Zusammenarbeit. Sicher, das war ein schönes Extra, aber es war nicht lebensnotwendig. Als lebensnotwendig empfanden wir beide nur die gegenseitige Wärme. Nein, arbeiten ist das einzige, was ich ohne Edgar kann. Aber ohne seine Wärme leben müssen, das ist es, was mir so schwerfällt.

Wenn ich auf diese fünf Jahre seit Edgars Tod zurückblikke, dann war es das Schwerste, einzusehen, mir klarzumachen und schließlich zu akzeptieren, daß es mit dem früheren Glück für immer vorbei ist, daß der Abstieg endgültig ist. Es hilft nichts, man muß herunter von dem hohen Roß eines sozusagen garantierten Glücksanspruchs, man muß lernen, sich zu bescheiden. Das braucht langes, ganz bewußtes Einüben. Ich glaube nicht, daß »die Zeit heilt«, vielleicht mildert sie. Ich habe wohl eine größere Gelassenheit erreicht. Aber was früher Freude war, ist jetzt Anstrengung. Ich bin unduldsamer geworden gegenüber Leuten, die sich – für meine Begriffe – mit Nebensächlichkeiten aufhalten. Doch ich bin viel offener geworden für das Leiden anderer.

Der Bericht wurde 1981 gesprochen

Liselotte Nitzke, geboren 1909, studierte Jura. Sie war während ihrer Ehe ausschließlich Hausfrau. Ihr Mann war Jurist. Er starb im Jahre 1976 im Alter von 72 Jahren an Krebs. Sie waren 40 Jahre verheiratet. Frau Nitzke hat drei erwachsene Kinder.

Obwohl mein Mann ständig in Behandlung war, hatte man den Nierenkrebs nicht erkannt. Er wurde noch operiert, doch da war es zu spät. Wir haben über alles offen gesprochen. Zwei Monate dauerte das qualvolle Hin und Her zwischen Hoffen und Verzweiflung. Mein Mann gab – wie viele Krebspatienten – lange nicht auf. Erst kurz vor seinem Tod sagte er: jetzt kann ich nicht mehr. Da hatte er es angenommen. Ich habe ihn in dieser Zeit nie mehr allein gelassen. Im Krankenhaus wollten sie das nicht erlauben; aber sie haben wohl eingesehen, daß nichts und niemand mich hätte wegbringen können. Wir waren nie im Leben so innig verbunden wie in dieser Zeit. Wir lebten wie auf einer Insel.

Die Gefahr bestand, daß er durch Metastasen ersticken würde, und da ich ja wußte, daß keine Hoffnung mehr war, habe ich das Ende seiner Qual geradezu herbeigesehnt. Er ist dann friedlich auf ganz wunderbare Weise eingeschlafen. Ich war auf seinen Tod vorbereitet, aber fassen kann man es nicht, daß jetzt alles aus ist.

Ich war wie betäubt, so als hätte ich einen Keulenschlag bekommen. Ich tat mechanisch das, was getan werden mußte. Meine Kinder, meine Freunde, alle haben sich bemüht, mir zu helfen. Aber durch den Schmerz ist man wie durch eine tiefe Kluft voneinander getrennt. Alle geben sich Mühe zu helfen, aber sie wissen im Grunde nicht wie, sie

erreichen einen gar nicht. Ich fühlte mich so allein und verlassen wie nie in meinem Leben.
Lange Zeit hatte ich die Vorstellung, seelisch wie amputiert zu sein. Eine Hälfte von mir war ja mitgestorben. Wie sollte ich mit dem Rest denn weiterleben? Wann immer ich konnte, lief ich mit dem Hund durch den Wald und weinte stundenlang.
Aber es kam noch schlimmer. Bei mir im Hause lebte meine fünfundneunzigjährige Mutter. Sie hat es für selbstverständlich gehalten, daß ich nach dem Tod meines Mannes nun ausschließlich für sie da sein müsse. Für sie war das die Pflicht der Tochter. Auch wurde sie in dieser Zeit zum ersten Mal in ihrem Leben ernstlich krank. Sie war immer ein sehr aktiver Mensch gewesen. Mit den Beschwerden des Alters konnte sie überhaupt nicht fertig werden. Mit 95 dachte sie, sie könnte wieder gesund werden wie früher. Sie realisierte kaum, in welcher Situation ich war, und sah nur, daß ich jetzt wieder frei war für sie. Sie war auch ganz verändert, beinahe böse geworden. Damals war ich nicht fähig zu erkennen, daß sie an einer schweren Sklerose litt. Ich war ja selber krank. Einige Wochen zuvor hatte man bei mir ein Blasenkarzinom festgestellt und operiert. Zwei weitere Operationen folgten. Dann wurde meine jüngere Tochter krank und mußte in eine Klinik. Sie war nach dem Tod meines Mannes immer um mich gewesen. Da war ich wieder allein. Auch die Mutter kam in ein Krankenhaus, ich konnte sie nicht mehr pflegen.
So war ich jetzt ganz allein. Allein in dem großen Haus, verzweifelt. Ich dachte, ich kann nicht mehr weiterleben. Was ich auch anfaßte, ging schief. Ich konnte nur noch weinen. Ich war schwach und elend und sah keinen Ausweg mehr.
Und dann kam auch noch die Verzweiflung dazu, daß ich gar nichts mehr von meinem Mann spürte. Er war tot. Ich dachte oft, es ist nicht gut, so viel zu weinen, aber ich konnte nicht anders. Der Schmerz ist zu groß, und die Sehnsucht

überwältigt einen. Ich habe das später im Rückblick wie in einem Bild so gesehen: du stehst da, ganz allein, außen herum stehen die Kinder, die Freunde; wenn du umzufallen drohst, ist schon einer da, der dir Mut zuspricht und versucht, dich aufzufangen. Aber schaffen kannst du es nur aus eigener Kraft.

Es gab drei Menschen, die mir wirklich geholfen haben. Der eine, ein Jugendfreund meines Mannes, ein gläubiger Katholik, ganz liberal im Denken. Die zweite, unsere langjährige Hausärztin, Anthroposophin, die sich wunderbar für uns eingesetzt hat. Und dann eine Bekannte, auch Anthroposophin. Keiner von ihnen versuchte, mich zu seiner Weltanschauung zu bekehren. Sie haben einfach aus ihrer eigenen Erfahrung zu mir gesprochen. Ich habe sie angehört, und es hat mir gut getan. Aber annehmen konnte ich es erst, als mein Schmerz nachgelassen hatte.

Es geschah nun, daß auf ganz eigenartige Weise der Freund mir immer genau das Wort zukommen ließ, das mir im Augenblick helfen konnte. Es waren aus seinem christlichen Glauben und Wissen heraus Gebete, irgendein trostreiches Wort, das einmal geschrieben worden war. So habe ich mich von einem Tag zum anderen weiter gehangelt; aber zu weinen konnte ich nicht aufhören. Alles, alles ging daneben. Wenn ich heute mein Tagebuch lese, denke ich, wie hast du das nur ausgehalten.

Und dann geschah etwas. Es lag wieder ein Brief da, und der Freund schrieb: »Ich schicke Ihnen heute mein SOS-Gebet«. Das war ein Gebet von Ignatius von Loyola. Ignatius sagt etwa so: »Nimm, HERR, alle meine Freiheit, meine Erinnerungen, meinen Willen, alles, was ich habe. Ich will nichts mehr für mich. Nimm es an, und mache DU damit, was DU für richtig hältst.«

Mit diesem Gebet bin ich in den Wald gelaufen und habe es immer wieder vor mich hin gesagt, wie einen Strohhalm habe ich es ergriffen. Von meinem Wesen her bin ich ein

realistischer und eher skeptischer Mensch, schließlich gelernte Juristin. Ich habe versucht, mir über die Situation klarzuwerden, und sagte mir: wie unmöglich, jetzt sagst du, hilf mir, Gott, und dein Leben lang hast du dich wenig um ihn gekümmert ... Trotzdem habe ich es versucht, ich wußte ja nicht weiter. Ich habe das Gebet immer bei mir gehabt, es auswendig laut vor mich hingesprochen, wo immer es ging. Und immer wieder habe ich versucht, auch wirklich alles loszulassen, mich einfach fallen zu lassen. Erwartet habe ich Hilfe nicht.
Da hat sich aber dann vieles merkwürdig verändert. Schlagartig habe ich wieder die Nähe meines Mannes gespürt. Auf einem Spaziergang überfiel mich wie ein Blitz die Einsicht: in deinen eigenen Nöten und Schmerzen hast du ihn ganz vergessen. Du hast dich ich-bezogen ganz in deinen Kummer vergraben. Wie hätte er dich erreichen können durch deine Tränen hindurch? In meinem Schmerz hatte ich auch alles vergessen, was wir in vierzig Jahren an Glück miteinander erlebt hatten. Und dann kam noch eine Erkenntnis: Nur weil ich so sehr geliebt habe, ist meine Trauer so groß. So muß ich für beides dankbar sein. Eigenartig ist auch, daß ich seit dieser Zeit so gut schlafe wie nie zuvor. Ich schlafe sofort ein, wache jeden Morgen um die gleiche Zeit auf, frisch und irgendwie glücklich. Es ist mir immer unvorstellbar gewesen, daß eine so starke Liebesbindung mit dem Tod eines Partners zu Ende sein sollte. Alles, was geistig einmal in die Welt hineingeboren ist, bleibt doch bestehen, wird geistige Substanz. So halte ich es heute auch für möglich, daß mein Mann auch in meinem Schlaf um mich ist.
Es sind dann äußere Ereignisse eingetreten, da schüttele ich noch heute den Kopf und sage, begreifen und erklären kannst du es nicht, du mußt es halt so annehmen. Zuerst einmal fand ich nach langem Suchen den günstigsten

Pflegeplatz für die Mutter, und, o Wunder, sie ging dort hin, freiwillig.
Dann nahm mich eine Freundin mit zu einem Seminar einer anthroposophischen Arbeitsgemeinschaft, etwa ein halbes Jahr nach dem Tod meines Mannes. Eine Woche lang hat man sich mit dem Thema »Sinn unsres Menschseins« beschäftigt. Das war wie ein Aufruf für mich. Ich war fasziniert. Es war das erste Erlebnis, das mich herausgeführt hat aus dem Dunkel, es war wie neue Nahrung für Geist und Seele. Und es war der Anfang eines Weges, eines geistigen Prozesses, eigentlich kann ich sagen, eines neuen Lebens. Ich habe das ergriffen und da weiter gemacht. Drei Jahre hat es gedauert, bis ich auf eigenen Füßen stehen konnte, sozusagen, drei Jahre voller Zweifel, voller Rückfälle in Verzweiflung und Einsamkeit. Aber bei Rudolf Steiner und in der Christengemeinschaft habe ich immer wieder Antwort bekommen und Hilfe gefunden.
Mein Mann war ein hervorragender Jurist, ein strenger Logiker. Sein Herz gehörte aber der Philosophie. Sein Leben lang war er auf der Suche nach dem allumfassenden Sinn, dem All-Einen. Zum Schreiben ist er nicht gekommen, obwohl er eine wunderbare Art hatte zu formulieren. Er wollte immer noch mehr lesen, noch mehr wissen, er hat es sich nicht zugetraut. Noch in seiner letzten Lebenszeit hatte er sich vorgenommen, sich jetzt ernsthaft mit Rudolf Steiner zu befassen. Man kann an ihm nicht vorbeigehen, so hat er es gesehen. Das ist für mich wie ein Vermächtnis geworden. Wenn ich seine Bücher aufschlage, so stehen Fragen am Rand, immer nur Fragen, keine Antworten. Und die strömen mir jetzt in Fülle zu. So ist mit seinem Tod nichts zu Ende gegangen, im Gegenteil, ein neuer Anfang ist gemacht, für ihn und für mich.
Ich habe nicht an ein Weiterleben nach dem Tod geglaubt. Wie kann man auch glauben, wenn man keine Erfahrung hat. Aber als ich alles aufgegeben hatte, eigentlich auch

mich selbst, da habe ich etwas gespürt von ganz woanders her. Es war nicht faßbar und nicht zu erklären. Da stand mir meine Vernunft oft im Wege. Ich war aber bereit anzunehmen, was da auf mich zukam. Ich habe mich einfach dem geöffnet: vielleicht geschieht dir wieder etwas. Und das Seltsame ist, es kommt dann etwas auf einen zu.
Das war also der Anfang meines neuen Weges. Man ist da nicht mehr allein. Man trifft Weggenossen, denen es ähnlich ergangen ist. Das hilft einem ungeheuer. Man ist doch immer wieder versucht zu zweifeln. Man hat sich ja hinaus gewagt auf einen neuen Boden, in ein unbekanntes Land. Unbekannt, ja; aber man hat doch eine Ahnung davon, daß es die geistige Welt gibt, wie immer man sie bezeichnen will. Ich habe nie verstanden, wie man die Schöpfung und das wunderbare Geschöpf Mensch nur als ein Zusammentreffen von Zufällen oder Auswahlprozessen sehen kann.
Wenn mir jemand vor vier Jahren vorausgesagt hätte, du wirst diesen Weg gehen, du wirst geistige Erfahrungen dieser Art machen, ich hätte es nie für möglich gehalten. Eigentlich war ich stolz darauf gewesen, daß ich ein solcher Realist war, daß ich ganz »auf dem Boden der Tatsachen« stand. Und dann war auf einmal, auf einen Schlag, dieser Boden nicht mehr da. Ich war nicht areligiös gewesen, aber eine Kirche hatte ich nicht gebraucht. In der geistigen Gemeinschaft mit meinem Mann und in unserer Liebe zueinander hatte ich alles gehabt. Dankbar waren wir beide immer dem Schicksal, als selbstverständlich haben wir nichts genommen, auch nicht, daß wir uns gefunden hatten. Ehrfurcht und Liebe hat unser Leben geprägt. Vielleicht war das das Wichtigste. Und dazu kam das unablässige Bemühen, hinter die Erscheinungen zu sehen.
Nun meine ich, und das habe ich selbst erfahren, daß für uns Abendländer der Weg unseres Menschseins nur über das Christentum gehen kann. Welche Kraft einem daraus

erwächst, das kann dann nur die eigene Erfahrung erweisen.
Was mich bei der Anthroposophie so angezogen hat, ist die völlige Freiheit, die einem gelassen wird. Es gibt kein »du mußt« oder »du sollst«, nichts wird verlangt. Aus eigenem Antrieb gehe ich heute jeden Sonntag zum Gottesdienst. Das gibt mir Kraft und Ruhe. Der Bogen dieses christlichen Verständnisses ist aber auch weit gespannt! Man hat immer wieder von neuem das Gefühl, daß der Horizont sich ausdehnt, daß der Blick immer weiter vordringt in den geistigen Raum, je mehr man sich damit beschäftigt. Dabei gewinnt man immer mehr Freiheit, das ist so beglückend. Langsam fällt vieles einfach von einem ab, womit man sich hat plagen müssen. Langsam bekommt man auch wieder Zutrauen zu sich selbst. Und aus dem neuen Selbstvertrauen findet man wieder Zutrauen zu der Welt und den Menschen und übernimmt auch wieder Verantwortung für sich selbst und für andere.

Das Interview wurde 1979 aufgenommen.

Heidi Meyer, geboren 1938, wurde als Sportlehrerin ausgebildet, war einige Jahre Hausfrau und wurde dann Krankengymnastin. Sie war acht Jahre verheiratet. Ihr Mann war Journalist. Er starb 1978 im Alter von 40 Jahren. Frau Meyer hat zwei Kinder.

Als die Diagnose – Magenkrebs – gestellt wurde, rieten mir die Ärzte, es meinem Mann nicht zu sagen. Er könne das nicht verkraften. Ich ging dann rein zu ihm, total benommen, nahm mich aber zusammen, und da sagte er zu mir: »Wie lange geben die mir noch?« Und dann fing er an, dieses Spiel mitzuspielen. Das war ganz furchtbar. Da reinzukommen und zu lächeln und zu sagen, hallo, wie geht's dir denn, und doch genau zu wissen, wie es um ihn stand – einfach unerträglich. Das ging so drei Tage lang. Dann kam er von der Intensivstation herunter. Die Schwester, die ihn von dort abgeholt hat, erzählte mir dann, daß er so abgewunken habe und gesagt habe, warum laßt ihr mich nicht einfach hier oben, hat ja sowieso keinen Sinn mehr, warum noch das ganze Theater. Und dann habe er so geweint. Und da hab ich mir gesagt, das darf doch einfach nicht wahr sein, daß er jetzt eine fremde Person braucht, wo er seine Emotionen zeigen kann, wo er heulen kann, weil er weiß, es geht zu Ende, er wußte es, und ich spielte ihm Theater vor, und er mir, und das als sogenannte gegenseitige Schonung! Nein, sagte ich mir, so geht das einfach nicht weiter. Ich ging zu ihm und sagte: »Jetzt wollen wir mal ehrlich sein. Du weißt ja, das ist jetzt ein Abschied für immer.« Da kam alles aus ihm raus, und wir heulten gemeinsam, und von da ab war unser Verhältnis viel gelöster, viel natürlicher, wir konnten alles besprechen.

Es gab ja auch noch so viel zu tun. Er sagte mir, wo die Papiere waren, und was ich damit tun müßte.
Wir beschlossen, daß er aus dem Krankenhaus nach Hause kommen sollte und ich ihn dort pflegen würde. Aber da kam wieder so eine miese Geschichte von den Ärzten. Als ich dem Professor mitteilte, was wir beschlossen hatten, fing er lauthals an zu lachen und sagte: »Ha, ha, den bringen Sie mir bald wieder!« Und dabei grinste er so, als wenn ich nicht mehr ganz klar im Kopf wäre. Ich habe dann die nötigen Medikamente von ihm verlangt, und was gab er mir? So ein kleines Röhrchen mit zehn Episcopan-Tabletten, sonst nichts. Also mit denen hätte ich meinen Mann tatsächlich keine drei Tage zu Hause haben können, er hätte ja viel zuviel Schmerzen gehabt. Dann hätte ich ihn zurückbringen müssen. Mein Mann war Privatpatient, lag erster Klasse – nun ja, ich kenne das von Uni-Kliniken, die sollen eben gehalten werden.
Also ohne einen befreundeten Arzt hätte ich das Ganze nicht machen können. Aber wir hatten einen solchen Freund, und unser Entschluß stand fest. Den Tag vorher ging ich in die Stadt und machte Einkäufe, wie wenn man Weihnachtseinkäufe macht. Wenn mich jemand beobachtet hätte, der hätte bestimmt gedacht, die spinnt. Ich kaufte alles, was man so braucht, um die Pflege zu erleichtern, Schaumgummiunterlage, eine Klingel, die man durch die ganze Wohnung legen konnte usw. Ich dachte nur daran, wie ich es ihm ein wenig erleichtern könnte. Dann habe ich ihn nach Hause geholt. Er hatte sich so richtig darauf gefreut. Der Arzt-Freund kam jeden Morgen und spritzte. Zum Teil waren das Opiate. Das ist auch ein Risiko, was ein Arzt eingeht, aber es geschieht ja aus Menschlichkeit!
Dann kam natürlich die Wartezeit. Nach ungefähr zwei Tagen sagte mein Mann: »Sag mal, was hast du dir denn eigentlich überlegt?« Ich wußte natürlich sofort, worauf er

hinauswollte. Aber in dem Moment ist das ein völlig irrer Gedanke. Das kann man einfach nicht! Darüber kann man wohl reden, sich Gedanken machen, wenn man gesund ist, und alles ist in Ordnung. Aber wenn es dann soweit ist, ist es einfach unvorstellbar. Ich kann doch nicht hingehen und ihm Tabletten in die Hand geben und sagen – nein, unvorstellbar! Ich telefonierte also mit unserem Freund, und der kam dann abends rüber, und wir saßen zusammen am Bett. Da sagte mein Mann zu ihm: »Also, was habt ihr euch nun überlegt?« Einfach so. Er wollte es. Und dann hat der Arzt zu ihm gesagt: »Du, hör mal zu, das geht nicht. Es ist jetzt jede Minute wichtig, in der du noch lebst. Es ist wichtig für dich und für Heidi und für die Kinder. Jede Minute, die du jetzt noch lebst, ist wichtig. Aber ich verspreche dir eins, du wirst nicht leiden müssen.« Das hat ihn dann wohl doch beruhigt. Allein, das zu wissen, daß er ein bißchen mehr Pulver kriegte, als im Krankenhaus – im Krankenhaus haben die ihn ja ganz schön leiden lassen. Denn da ist es doch oft passiert, daß er nach der Spritze rief, weil er es nicht mehr aushalten konnte, und dann sagten sie: »Nein, das geht jetzt nicht, die andere Spritze ist erst zu kurz her, das geht auf den Kreislauf.« Grotesk! Wissen Sie, wenn jemand sowieso stirbt und dann Medikamente schonend verabreicht werden, damit der Kreislauf geschont wird – o Gott, ich habe fast Zustände gekriegt. Damit der Kreislauf geschont wird!
Nach dem Abend ist er auf dieses Thema dann nicht mehr zurückgekommen. Ich habe ihm noch öfter gesagt, wie wichtig jeder Moment mit ihm für mich sei, und ihm ging das wahrscheinlich ähnlich. Es dauerte dann noch zehn Tage.
Mein Mann war so unglaublich tapfer. Er hatte sich immer, auch beruflich, für die Leiden der Menschen eingesetzt. Er wurde zum Beispiel dreimal unter Lebensgefahr nach Biafra eingeflogen, um über die verhungernden Kinder zu

berichten. Dann hat er weitgehend dazu beigetragen, daß der Majdanek-Prozeß wieder stärker in den Vordergrund der Berichterstattung rückte. Er war selber in Majdanek und hat dort die Interviews mit den Überlebenden gemacht. Er sah sein eigenes Schicksal im Vergleich zu diesem Elend und sagte dann, es gibt noch so viel Schlimmeres in der Welt.
Seine Krankheit hatte wohl schon etwa zehn Jahre vorher als Magenkrebs angefangen, war aber damals nicht erkannt worden. Wenn wir darüber sprachen, dann sagte er: »Schau, wenn wir das damals gewußt hätten, dann wäre mir stückchenweise was vom Magen weggeschnippelt worden, vielleicht wäre es heilbar gewesen, vielleicht aber auch nicht. Jedenfalls hätten wir keinesfalls so schön gelebt, wie wir es getan haben.« Wir hatten es wirklich wunderschön. Wir sind ins Elsaß und sonstwohin gefahren zum Essen und haben unheimlich viel gefeiert, wir hatten es wirklich wunderschön. Wenn einer das selbst sagen kann, im Grunde war es viel besser so – wenn er so sein Schicksal angenommen hat.
Ganz unvergeßlich ist mir auch, wie er sich drei Tage vor seinem Tode von unserer Wohnung verabschiedet hat. Ich half ihm beim Aufstehn, dann ging er erst in die Küche, dann ins Wohnzimmer, hat sich alles noch mal angeguckt, und dann hat er gesagt: »So, Ende der Vorstellung.« Enorm tapfer. Diese Selbstdisziplin. Er konnte kaum noch stehen, aber er rasierte sich noch selber bis zum letzten Tag, ging noch selber auf die Toilette. Er starb dann auch ganz ruhig, nach einem schweren Blutsturz. Wir waren alle bei ihm, mein fünfzehnjähriger Sohn aus erster Ehe, der Arzt-Freund und ich.
Ich habe unheimlich viel gelernt von meinem Mann, auch gerade davon, wie er starb, wie er die letzte Zeit verbracht hat, auch davon, wie sich mein Sohn verhalten hat. Ich wollte dann auch tapfer sein und sozusagen seinem Vorbild

gerecht werden. Natürlich war da einfach der Schmerz, daß ich ihn verloren hatte, er war einfach ein so feiner und einzigartiger Mensch. Aber ich habe damals viel an etwas denken müssen, was uns mal in der Oberprima eine Lehrerin gesagt hat, die ich sehr schätzte. Sie sagte damals, oft sei Trauer zu einem großen Teil Selbstmitleid. Eben die Klage, daß ich, ich, etwas verloren habe, und weniger das Mitleid mit dem Toten, eben Selbstmitleid. Ich bin so egoistisch, ich will ihn haben; ich habe ihn nicht mehr, also bin ich traurig. Das hat mich damals sehr beeindruckt. Und es ist ja auch so, wenn man sich so total hängenläßt, dann schadet man ja sich selber und vor allem auch den Kindern und auch seinen Beziehungen zur Umwelt. Ob verwitwet oder geschieden, jeder sagt, ach Gott, diese Trauerfunzel, was sollen wir mit der anfangen. Und dann wird man links liegengelassen. Die Folge ist natürlich, man zieht sich noch mehr in sich zurück und wird noch trauriger, weil man nun auch noch die Freunde verloren hat. Das ist eine Art Spirale.

Also kein Hader, nein. Aber eine Wut habe ich doch gehabt, und zwar auf die Alten. Wir hatten da so ein paar im Haus, die immerfort meckerten, auf die Kinder schimpften usw., die hätte ich damals am liebsten die Treppe runtergeschmissen. Immerfort dachte ich, ihr dürft achtzig werden und seid so miese Leute, und mein Jürgen muß mit vierzig sterben. Was für eine Ungerechtigkeit! Das Tollste hat sich mein eigener Vater geleistet. Der hat mir doch praktisch einen Vorwurf daraus gemacht, einen Sterbenden in ein Haus zu holen, wo doch so viele alte Leute wohnten. Das sei doch eine Zumutung. Und jetzt wundert er sich, daß ich seitdem ihm gegenüber ganz cool bin: seitdem habe ich praktisch mein Verhältnis zu ihm abgebrochen. Ich ließ ihn damals natürlich nicht mehr ins Haus. Einmal schob er mir ein Zettelchen unter der Tür durch, »Wenn du grünes Licht gibst, kommen wir heute Jürgen besuchen. Wir sind

heute nachmittag beim achtzigsten Geburtstag von X.«
Taktvoll, nicht? Der Schwiegersohn stirbt, und wir gehen zum achtzigsten Geburtstag!

Ich hatte eine solche Wut auf alle Heuchelei, daß ich auf Teufel komm raus alles anders machen wollte, als das so von einem erwartet wird. Ich habe kein Schwarz getragen, kein Beerdigungsinstitut beauftragt, nach außen hin meine Trauer nicht gezeigt und vor allem die ganze Redaktion von der Beerdigung ausgeladen. Das hätte mir gerade noch gefehlt, daß die, mit denen Jürgen früher mal im Clinch gelegen hat, mit Trauermienen um sein Grab gestanden hätten. Die waren in ihren Briefen ja auch die eifrigsten Beileidsbekunder. Wir waren dann nur im engsten Kreis von Verwandten und Freunden.

Danach fuhr ich mit Jürgens Schwester, ihrer Schwägerin und meinem Sohn gleich nach Italien, an den Gardasee. Durch die vollkommen andere Umgebung ging das auch ganz gut. Ich versuchte, mich langsam an den Gedanken zu gewöhnen, daß Jürgen nicht mehr da war. Aber als ich dann nach vier Wochen zurückkam, in die leere Wohnung, das war ganz fürchterlich. Da reagiert man vollkommen anders, als man vorher vielleicht denkt. Ich war außerstande, irgend etwas wegzuschmeißen. Ich ließ die Anzüge hängen, ließ das Rasierzeug liegen, ich wußte, daß das falsch war, aber ich konnte nicht anders. Irgendwann sagte ich mir dann, du machst dich selber fertig, wenn du die Sachen immer wieder anguckst, du mußt sie wegtun. Und dann hab ich nach und nach was weggetan. Zuerst das Rasierzeug. Das machte mich ganz verrückt, weil es da ja jeden Morgen lag, wenn ich aufstand. Komisch, manchmal sind es scheinbar Kleinigkeiten, die einen am tiefsten treffen. Ich werde nie vergessen, wie ich seinen Paß am Standesamt abgeben mußte. Ganz schlimm fand ich das. Die erste Seite mit dem Bild drauf hab ich mir geben lassen, die habe ich noch jetzt immer bei mir.

Ich habe mit allen, die damals um mich waren, über Jürgen gesprochen. Das hätte mir nicht gelegen, die Gefühle zurückzudrängen oder nicht auszusprechen. Es tat ja auch so gut, sich zusammen auszuheulen. Dann konnte man auch wieder über Alltägliches sprechen und sogar lachen. Lachen und Weinen kann ja so nah beieinanderliegen. Das ist übrigens etwas, was Außenstehende oft völlig in den falschen Hals kriegen. Da wird offenbar von einem ganzen Kreis von Verwandten und Bekannten eine bestimmte Trauerhaltung von einem »verlangt«. Es wird quasi erwartet, daß man seine Trauer nach außen kehrt und sich nach gewissen Regeln verhält. Also das finde ich ganz, ganz schlimm. Da waren zum Beispiel ein paar Leute, mit denen wir vorher nur lockeren Kontakt gehabt hatten, die sich nach Jürgens Tod sehr um mich kümmerten. Das hat mir anfangs auch sehr gutgetan, aber das waren dann genau diejenigen, die sich später, als ich nach ungefähr einem halben Jahr meinen jetzigen Mann kennenlernte, über mich den Mund zerrissen. Sie hätten sich unter Umständen ja auch freuen können, darüber nämlich, daß es mir langsam wieder besser ging. Aber nein, ich verstieß offenbar gegen gewisse »Regeln«, wie man zu trauern hat.
Sehr beschäftigt hat mich damals auch etwas, was meine Schwiegermutter mir sagte, als Jürgen gestorben war. Ihr Mann war fünf Wochen vorher gestorben. Sie hatte also ihren Mann und ihren ältesten Sohn auf einen Schlag verloren. Wir telefonierten oft zusammen, und einmal sagte sie: »Ach du, du brauchst gar nicht so traurig zu sein. Meister nur dein Leben weiter. Es ist nicht so schwer, einen Mann zu verlieren, den kann man ersetzen, es ist viel schwerer, den Sohn zu verlieren.« Da war ich erst mal baff. Aber dann dachte ich mir, vielleicht hat sie ja auch ein bißchen recht. Immerhin war Jürgen ja der einzige Sohn, den sie abgöttisch geliebt hat. Aber ich glaub, man sieht daraus auch, daß sie ihren Sohn eben immer mehr geliebt

hat als ihren Mann. Aber ich muß Ihnen erzählen, wie das weiterging. Also, meine Schwiegermutter war dreiundsechzig, als die beiden starben. Nie hatte sie etwas anderes im Sinn als die Familie, ihr Leben lang, und die drei Kinder; nur dafür hatte sie gelebt. Jetzt war sie allein in ihrem Zehnzimmerhaus. Ungefähr ein halbes Jahr drauf schickte ich ihr meine damals elfjährige Tochter Eva, um die Omi ein bißchen abzulenken und zu trösten. Nach drei Wochen kommt sie wieder zurück und erzählt mir: »Du, der Omi geht's gar nicht so schlecht, die ist ganz flott geworden. Sie hat abgenommen, trägt nur noch Jeans und geht einmal in der Woche zum Tanzen.« Ich denk, mich laust der Affe. Meine Schwiegermutter! Dabei ist sie eine ganz schlichte Frau, einfach und herzlich. Jetzt kürzlich war die Eva noch mal oben und hat sich zu Tode gelangweilt, weil sie dreimal in der Woche mit zum Tanzen mußte, für eine Dreizehnjährige natürlich eine Zumutung, zwischen all den Alten! »Ja weißt du, Mutti,« sagt sie,« da hat die Omi jetzt einen Freund, den schickt sie aber jetzt bald weg, der ist ihr nämlich zu langweilig, der guckt immer Fernsehen, bis nichts mehr auf dem Programm ist. Und im Bett, da schnarcht er immer gleich.« Ich hab mich gekringelt vor Lachen, wie meine Kleine das so trocken erzählt. Man denkt ja immer, daß von einem bestimmten Alter ab die Sexualität keine Rolle mehr spielt. Das stimmt ja alles gar nicht. Aber wenn es dann einen Menschen betrifft, den man so gut kennt, von dem man weiß, wie er aussieht und wie er in anderen Dingen reagiert, dann ist das doch recht erstaunlich. Also mein Schwiegervater war ja aus beruflichen Gründen viele Wochen und Monate nicht zu Hause. Wahrscheinlich hat sie auch einfach ein Nachholbedürfnis. Und erstaunlich, wie locker und selbstverständlich sie mit ihrer Enkelin darüber spricht und wie selbstverständlich wiederum Eva mir das alles sagt. Das finde ich doch sehr positiv.

Also zurück zu mir. Als ich damals im September aus Italien zurückkam – im August war Jürgen gestorben – habe ich mich kopfüber in Aktivität gestürzt, im Beruf, im Haushalt, mit den Kindern. Während der Woche ging das einigermaßen, aber schlimm waren die Wochenenden. Da dachte ich, o Gott, das kann doch nicht sein, daß du für den Rest deines Lebens so allein sitzt!

Da kam mir die Idee, jetzt mußt du dich ganz besonders um die Kinder kümmern, weil ja jetzt nur noch die Kinder da sind. Und im gleichen Atemzug sagte ich mir, nein, nein, das darfst du auch nicht. Denn wenn du das machst, wenn du sie jetzt betütelst, dann wirst du sie zu unselbständigen Menschen heranziehen und womöglich später, wenn du alt und allein bist, noch erwarten, daß sie dir dann dankbar sind, weil du dich jetzt so um sie kümmerst. Mach ich nicht, hab ich mir gesagt, mach ich nicht. Vom Verstand her wußte ich, daß das nicht gut ist. Man entwickelt zu leicht eine übergroße Bindung und kann sie dann später nicht hergeben. Oder man erwartet zuviel Dankbarkeit für den Einsatz und ist entsetzlich enttäuscht, wenn sie dann nicht kommt und die Kinder sich loslösen, was ja ganz natürlich ist. Also sagte ich mir, das weißt du in der Theorie, also verhalte dich auch so in der Praxis.

Im September las ich dann in irgendeiner Zeitschrift ein Inserat: Skitestwochenende, Stubaital. Ja, hab ich gesagt, das ist genau das Richtige für mich. Sofort angerufen, angemeldet. Die Kinder drei Tage allein, ist egal. Aber dann, als der Tag näher kam, dachte ich, bist ja bekloppt, was sollst du da eigentlich? Und dann war da immer wieder dieses: Soll ich, oder soll ich nicht? Aber schließlich sagte ich mir, jetzt habe ich den Kindern gesagt, daß ich Ski fahren will, und wenn ich jetzt absage, denken die, die Alte weiß auch nicht, was sie will. Also bin ich gefahren. Und das war dann der Beginn meiner Skiaktivität, die mir sehr viel Spaß gemacht hat. Ich kann gut Ski fahren und wurde gleich als Skilehrerin engagiert, Fahrt und alles umsonst, später auch für die Kinder. Dadurch bin ich dann in diesem Winter nach dem Tod meines Mannes sechsmal beim Skifahren gewesen, viermal mit den Kindern und zweimal allein. Sport erfordert ja eine sehr hohe Konzentration und lenkt dadurch sehr ab, und die vielen netten Leute, die man so kennenlernt. Das hat mir sehr, sehr geholfen.

An anderen Wochenenden besuchte ich Freunde und Verwandte, fuhr hierhin und dorthin. Auch beruflich habe ich mich sehr stark engagiert, machte Fortbildungskurse usw. Ich war in einer Praxis, wo wahnsinnig viel action war, mit fünf Kolleginnen, alle sehr nett, da war immer etwas los. Ich habe also tatsächlich dieses erste halbe Jahr mit totaler Aktivität über die Runden gebracht. Ich habe mir da manchmal gedacht, also wenn du das so weitermachst, wenn du es so überstehst, dann ist das gut für dich, und auch gut für die Kinder. Ich fand das gut, wie ich das machte. Denn ich weiß noch, am Anfang, als ich in Italien war und immer so allein im Liegestuhl lag, habe ich mir oft gedacht, wie sollst du das bloß überstehen, wie schaffst du das bloß? Als mein Mann noch lebte, aber schon krank war, da hab ich oft gedacht, o Gott, wenn der jetzt stirbt, dann stürzt du dich aus dem Fenster oder so was, allein willst du nicht mehr weiterleben. Und das hat er irgendwie gespürt. Und er sagte einmal: »Gell, du machst keine Dummheiten, wenn ich nicht mehr lebe. Die Kinder brauchen dich und du hast weiterzuleben. Sei froh, daß du weiterleben kannst.« Und so hat er dann versucht, mich zu trösten, so daß ich dachte, das ist ja nun wirklich der Gipfel. Er stirbt, und er tröstet mich! Ich habe mich richtig geschämt. Auch in dieser Situation noch so viel Einfühlungsvermögen, wie er es ja sein Leben lang hatte, auch beruflich, in seiner sozialen Einstellung.

Nein, gehadert habe ich nicht. Am Anfang ja, natürlich, gegen die Krankheit. Aber da ja nichts zu ändern war, habe ich mich gefügt und nur gedacht, wie ich es ihm ein wenig erleichtern kann. Ich habe wirklich das Gefühl, daß ich alles getan habe, was ich nur konnte. Ich glaube wirklich, ich habe nichts versäumt bei Jürgen, auch nicht während der Ehe. Wir hatten nie Streit, höchstens mal politisch. Er war SPD, ich FDP. Und da gerieten wir uns manchmal in die Wolle. Über Gesamtschule und so was. Aber das war ja so harmlos. Wir haben uns einfach so gut verstanden. Da ist nichts, wo ich sagen müßte: ach, hätte ich doch damals so und so reagiert oder das und das nicht gesagt oder getan. Das hat mir die Verarbeitung sicher wesentlich erleichtert.

Jetzt, wo wir darüber sprechen, wird mir plötzlich ganz klar, daß mein Mann selber es war, der mir auch nachher am meisten geholfen hat. Und zwar die Art, wie er lebte und wie er dann gestorben ist. Seine Selbstdisziplin und seine Haltung. Ihm ist es ja passiert und nicht mir. Er hat mir ja im Grunde das vorgelebt, wie ich das jetzt zu verarbeiten habe. Er hat die Maßstäbe gesetzt.

Wahrscheinlich spielt das, was ich eben gesagt habe, auch eine Rolle dabei, daß ich dann nach einem halben Jahr, als ich meinen jetzigen Mann kennenlernte, ohne Schuldgefühle eine neue Beziehung eingehen konnte. Er kam zu mir in die Praxis, weil er einen kleinen Unfall gehabt hatte. Wie oft haben wir später gesagt, gut, daß er damals hingefallen war! Er erinnert mich in vielem an Jürgen, nicht äußerlich, aber in der Art, wie er denkt und fühlt und auf Menschen reagiert, wie er mit den Kindern ist. Für mich ist das sehr, sehr wichtig und aufschlußreich, wie ein Mensch auf Kinder reagiert und natürlich umgekehrt, die Kinder auf ihn. Ich habe das mit den Kindern natürlich alles besprochen. Ich mach mit den Kindern regelmäßig, so alle drei, vier Monate, eine Art Lagebesprechung, bei der wir uns gegenseitig sagen, was uns aneinander nicht paßt und wo es langgehen sollte. Na, und als es dann mit meinem jetzigen

Mann ernster wurde, fragte ich die Kinder um ihre Meinung, was sie sagen würden, wenn er zu uns zöge, und sie waren voll dafür. Das, was ich an Jürgen so schätzte, seine ungeheure Loyalität, seine Güte und Selbstdisziplin, hat er auch in hohem Maße. Das ist natürlich auch für dieKinder sehr gut. Dabei ist es ihm vollkommen selbstverständlich, daß wir vor ihm und mit ihm über Jürgen sprechen, wann immer uns danach ist. Ich habe enormen Dusel gehabt. Nun muß ich allerdings auch sagen, daß ich wohl ein Mensch bin, der sich sehr leicht anpaßt und der eben versucht, immer das Positive zu sehen. Aber vor allem habe ich Glück gehabt, ich hab ein enormes Glück gehabt.

Das Interview wurde 1979 aufgenommen.

Irma Körner, geboren 1925, Ausbildung als Krankenschwester; seit ihrer Ehe Hausfrau. Ihr Mann war Kommunalpolitiker. Er starb 1977 im Alter von 64 Jahren. Sie waren dreißig Jahre verheiratet. Frau Körner hat drei erwachsene Kinder.

Mein Mann hatte früher hin und wieder Nierenkoliken gehabt. Aber wenn das vorbei war, ging es ihm wieder gut. Aber diese Koliken, die er jetzt hatte, das war etwas ganz anderes. Wir wußten alle nicht, was es war. Am letzten Tag hatte mein Mann noch mit uns Mittag gegessen, weil er sagte, jetzt fühle ich mich etwas besser, und dann war er nach oben gegangen und hatte sich zum Mittagsschlaf hingelegt. Nach einer kleinen Zeit höre ich oben meine Tochter reden – die ist auch Krankenschwester, sie arbeitete auf der Intensivstation – und da kommt sie die Treppe runtergerannt und sagt: »Du, ich glaube, der Vater hat einen Schlaganfall.« Ich sagte, das darf doch nicht wahr sein, sein Blutdruck war doch vollkommen normal, das kann doch nicht sein! Doch, sagt sie, er kann nicht sprechen, und die rechte Seite ist gelähmt. Er müsse sofort ins Krankenhaus. Dann hat sie telefoniert und gesagt, wir kommen gleich mit meinem Vater. Als wir so fuhren, hatte ich die Ahnung, der kommt mir nicht mehr heim. In der Klinik wurde es immer schlimmer, und meine Tochter hat ihn rührend gepflegt, bis sie nicht mehr konnte. Weil sie auf der Station bekannt war, konnte meine ältere Tochter kommen und sie ablösen. Es war immer jemand von uns bei ihm, rund um die Uhr. Dann hat mein Schwiegersohn, der ist Arzt, Professoren und Ärzte angerufen aus seinem ganzen Bekanntenkreis, was es wohl sein könnte. Sie

standen alle vor einem Rätsel. Am Sonntagmittag, nach zehn Tagen, ist er dann gestorben.
Ich wollte als erstes einmal wissen: Woran ist er gestorben? Soviel Ahnung habe ich von Medizin, daß ich wußte, das war kein Schlaganfall. Aber wie kann ein Mensch, der so vital ist, dessen Herz immer so gut war, so plötzlich sterben? Ich habe ihn sezieren lassen. Mein Schwiegersohn sagte, die Bauchspeicheldrüse hat sich selbst zerstört.
Also das Schlimmste war, daß er nicht mehr *da* war! Am Anfang ging es ja noch. Ich muß sagen, ich hatte an meinen Kindern eine große Unterstützung und Hilfe. Da war immer jemand da von ihnen. Nun lebt auch meine Mutter noch, wo ich immer hinkonnte. Auch die Kinder wohnen nicht weit. Aber es gab doch immer Abende und Nächte, wo niemand da war.
Am Anfang ging es ja noch besser als dann so vier bis sechs Wochen danach. Zuerst ist man irgendwie noch stark und denkt, man muß. Ich mußte ja das Ganze regeln. Dann kamen auch die Leute von all den Vereinen – mein Mann war ja sehr bekannt – die kamen auf mich zu, und ich mußte gleich reagieren. Es gab soviel zu tun. Mein Mann hatte früher mal gesagt, wenn so die Rede darauf kam, du, wir lassen uns dann mal verbrennen. Das mußte ich jetzt akzeptieren. Und da dachte ich mir, da kommen jetzt so viele Blumen, da wirst du ja gar nicht Herr drüber. Und das wäre auch sinnlos gewesen; mein Mann war so ein bescheidener Mensch, der hätte das nicht gewollt. Da habe ich ein Konto eingerichtet bei unserer Bank, da war er Aufsichtsratsvorsitzender gewesen, ein Spendenkonto »Brot für die Welt«. Und da gingen fast siebentausend Mark ein. Das muß man sich mal vorstellen! Das kam alles von Geschäftsleuten und Verbänden und Vereinen.
Ich habe furchtbar viel Post bekommen. Aber das hat mich so aufgewühlt. Ich hab es zwar flüchtig gelesen, aber wenn ich ehrlich sein soll – ich habe einen großen Kasten davon

zu Hause stehen, ich hab Angst davor, sie zu lesen. Ich weiß nicht, ob Sie das verstehen können.

Nun mußte ich mich auch um eine Grabstelle kümmern. Da wollte ich nun gar nichts Besonderes, denn das wäre nicht im Sinne meines Mannes gewesen. Mein Mann hatte in W. den Verkehrs- und Verschönerungsverein gegründet und war auch Erster Vorsitzender gewesen. Ein Gartenbauarchitekt hatte den Friedhof gestaltet. Und der kam dann zu mir und sagte, er würde es als seine Pflicht ansehen, mir mitzuteilen, wie er mit meinem Mann auf dem Friedhof gewesen war, als der Friedhof angelegt wurde. Da hätte mein Mann gesagt, hier dieses Plätzchen hinter der Trauerhalle wollen wir mal freihalten für verdiente Bürger. Er hätte dabei sicher nicht an sich selber gedacht, aber er fühlte sich doch verpflichtet, mir dies jetzt zu sagen. Dann hab ich dort also ein großes Grab gekauft.

Ich geh schon hin auf den Friedhof, aber ich muß ehrlich sagen, der Friedhof selber gibt mir nichts. Er liegt ziemlich in meiner Nähe am Waldrand, und es ist ein schöner Spaziergang. Ich seh dann nach den Blumen, und ich muß auch immer denken, wie viele Leute da vorbeikommen und hingehen und gucken, es muß ja gepflegt sein. Ich tue dies auch gerne, aber für mich persönlich gibt mir das nichts. Für meine Gedanken an ihn brauche ich das nicht. Ich hab schon mit vielen Witwen gesprochen, denen das ähnlich geht.

Als dann das erste vorbei war, da wurde es erst ganz schlimm. Es konnte ja auch nicht immer jemand bei mir sein, die hatten alle zu tun. Ich konnte auch nicht immer zu meiner Tochter oder zu meinem Sohn oder meiner Mutter. Aber wenn ich allein zu Hause war, fiel mir einfach die Decke auf den Kopf. Ich hab das einfach nicht glauben können, daß er nicht wiederkommt. Immer in der ersten Zeit hab ich gedacht, so zwischen zwölf und ein Uhr, jetzt fährt das Auto in die Einfahrt. Ich dachte, der muß jetzt kommen! Mein Mann hatte, wie das in der Kommunalpolitik so ist, fast jeden Abend eine Sitzung. Das hat mir auch gar nichts ausgemacht, ich hab mich ja auch sozial betätigt, und ich hab gehandarbeitet und gelesen. Ich wußte ja immer, er kommt. Immer wenn er kam, auch wenn ich schon im Bett lag, haben wir ein Wort gewechselt, und ich hab Anteil an seinem Beruf genommen, sonst hätte man das ja gar nicht verkraften können. Und die Wochenenden, da war er derart engagiert, mit Verpflichtungen, Vereinen, wo er hinmußte, da bin ich dann oft mitgegangen. Wir hatten uns so gefreut auf die Pensionierung, da wird ein bißchen kürzer getreten, sagte er, damit ich dann auch mal Zeit hab für zu Hause. Als er das Bundesverdienstkreuz bekam und ihm der Justizminister das anlegte, da hab ich einen Moment gedacht, Gott, hoffentlich hat er noch was davon! Er hätte dies ja so verdient gehabt, sich ein bißchen auszuruhen, nach all seiner Aktivität. Aber das ist nun alles nichts geworden, es ist alles kaputt.

Die ersten Monate nach seinem Tode war ich in einem Zustand, das kann man kaum beschreiben. Mir war dauernd schwarz vor Augen, ich zitterte nur so, das war ein Gefühl ganz großer Schwäche, wie nach einem großen Schrecken. Ich hab in kurzer Zeit dreißig Pfund abgenommen. Einmal, weiß ich noch, als ich in W. durch die Straßen ging, kamen mir fast so Gedanken, ach, sollst du dich nicht einfach unter ein Auto werfen? Wenn du gleich tot wärst, wär das ja gut, aber bist du gleich tot? Mit solchen Gedanken habe ich mich befaßt. Aber dann hab ich sie wieder weit von mir geworfen, da hab ich gedacht: du hast ja noch Verantwortung, das darfst du den Kindern nicht antun.

Einmal hab ich mir dann ein Herz gefaßt und einen Psychiater angesprochen, mit dem mein Mann als Gutachter zu tun gehabt hatte. Dem sagte ich, daß mein Mann verstorben wäre, daß ich wirklich finanziell keine Not hätte und drei Kinder, die ordentlich wären, und gar keine Sorgen mit ihnen, aber ich wäre in einem Zustand, solch eine Schwäche, wirklich ganz schlimm. Und da sagte er mir: »Das müssen Sie behandeln lassen, Frau Körner. Das sind Depressionen.« Dann hat mein Schwiegersohn mit einem Kollegen einen Termin ausgemacht, und ich muß sagen, der hat sich sehr viel Zeit für mich genommen. Ich hab ihm dann meine Probleme gesagt und sagte ihm auch, was mein Mann von Beruf war. Ich muß noch vorausschikken, ich hatte auch Hemmungen, unter Menschen zu gehen, jeder kannte mich. War ich mal einkaufen, kommt der eine auf mich zu und ruft: »Ja, Frau Körner, wie konnte denn das passieren?« Was soll ich da darauf antworten! Andere wieder, die haben es diskret versucht – das hab ich aber auch gespürt – da merkte ich, daß die Mitleid mit mir hatten. Das war mir so unangenehm! Entschuldigen Sie, wenn ich so viel weine. – Also, das alles hab ich dem Doktor erzählt. Er machte mir dann den Vorschlag, ich soll mein Haus aufgeben und ganz weggehen aus W. in eine andere Umgebung. Das wär auf die Dauer zuviel. Wissen Sie, am Anfang, da kommen die Kinder noch und mähen einem auch mal den Rasen, aber später wird das immer weniger. Das wußte ich auch schon, aber heut bin ich immer noch in dem Haus. – Ja, mein Zustand war damals fast krankhaft. Der Arzt hat mir dann ein Medikament verordnet, wodurch ich zum ersten Mal wieder eine Nacht tief schlafen konnte, da war ich ja schon dankbar. Er sagte mir dann noch: »Den Schmerz, Frau Körner, kann Ihnen niemand nehmen. Aber man kann eine Art Hülle drumtun, daß es sich etwas leichter ertragen läßt.« Und das hab ich dann empfunden, als ich das Medikament nahm.

Nein, ich hab nicht viel zu Haus gesessen, ich war viel unterwegs, ich bin noch heute viel unterwegs. Ich war dann oft bei meiner Tochter. Da waren die Enkelkinder, und meine Tochter war viel mit in der Praxis. Da war ich dann an den Wochenenden bei ihnen. Aber wenn man ein Haus hat – man muß ja immer wieder zurück und nachsehen. Ich hab auch noch meine Mutter, die wohnt hier in der Nähe. Allerdings muß ich sagen, meine Mutter, die versteht mich nicht. Sie ist sehr vital, sie ist fünfundsiebzig mittlerweile, sie handarbeitet sehr viel und hat dann immer neue Ideen und will von mir gezeigt haben, wie das gemacht wird. Sie hat eine solche Vitalität, daß ich mich da in den Schatten stelle. Mein Vater ist zwei Jahre vor meinem Mann gestorben, die kann das nicht begreifen, daß ich damit nicht fertig werde. Jetzt muß ich sagen, meine Mutter hat nicht diese gute Ehe geführt, wie wir sie hatten. Für uns war das ja ganz anders. Wissen Sie, ich hab mich jeden Tag gefreut, wenn mein Mann kam; wenn er nur zum Essen kam, man konnte sich ein bißchen unterhalten, und er ist dann wieder gegangen. Er hat immer gesagt: »Gell, du hast doch einen sozialen Beruf gehabt, du hast doch Verständnis für mich und meine Arbeit.« Dann sagte er: »Da ist ein Geburtstag von einem Achtzigjährigen, besorg ihm doch ein paar Blumen und erledige du das, du kannst das viel besser, dann kann ich in der Zwischenzeit was Wichtigeres tun.« Dann hab ich so mitgelebt. Morgens haben wir die Zeitung zusammen gelesen, ehe er ins Büro ist. Mein Schwager sagt immer: »Du warst sein lebender Terminkalender.«

Man hat auch irgendwie – Minderwertigkeitskomplexe. Ich hab das neulich so deutlich gemerkt, als ich den Führerschein machte. Ich hab als erste gefahren und hab ihn bestanden. Anschließend fuhren dann zwei jüngere Frauen, die sind durchgefallen. Das hat irgendwie mein Selbstvertrauen ein bißchen gehoben. Dacht ich, ach, bist doch noch wer, bringst doch noch was zustande. Vorher hab ich nur gedacht, ohne ihn bin ich überhaupt nichts mehr.

Man hört immer diese blöden Sachen, es wird drüber

geschrieben, über die »lustige Witwe«, und dann bringen sie im Fernsehen so Stücke. Die werden doch nur durch den Kakao gezogen! Dann heißt es immer nur, wie wenn eine Frau wieder einen Mann suchen würde oder wollte anderen Frauen die Männer wegschnappen und solcher Quatsch. So eine Gemeinheit! Ach, was haben die schon für eine Ahnung!

Wie's wirklich ist, will ja auch keiner hören, selbst die eigenen Kinder nicht. Ich denke auch, du kannst sie damit nicht belasten. Sie sind ja jung und sollen ihr eigenes Leben leben. Ich muß an mich halten, daß ich nicht immer bei jedem Gespräch meinen Mann erwähne. Denken tu ich sowieso immer an ihn. Und man kommt dann ja auch mit Menschen zusammen, die ihn gar nicht mehr gekannt haben, das wäre ja auch unhöflich, dann sag ich nichts, aber dann denk ich immer nur. Wenn ich jetzt so die Enkelkinder sehe, dann denk ich immer, ach, warum kann er das nicht erleben? Wenn er jetzt noch mal wiederkäme, was würd er sich freuen. So hab ich gar keine rechte Freude mehr, weil ich sie nicht mit ihm teilen kann.

Letztes Jahr hab ich so was Merkwürdiges erlebt mit meinem ältesten Enkel, der war da fünf. Da hatte ich sie beide in der Badewanne sitzen – meine Tochter war nicht zu Hause – dann spricht man mit den Kindern, und da sagte ich: »Jetzt fliegt ihr morgen nach Zypern, da werd ich ja ganz traurig, da hab ich ja so lang keine Buben mehr.« Da sagte Frank, der älteste, zu mir: »Ach, Oma, vielleicht bist du ja gestorben, wenn wir kommen.« – »Ja, wieso denn?« sagte ich. »Wieso sollte ich denn sterben?« – »Ja, warum denn nicht«, sagt er, »der Opa ist ja auch gestorben, und sterben müssen wir ja schließlich alle.« Ein fünfjähriger Junge! Ist das nicht interessant? Er wollte mir das wohl irgendwie als Trost sagen. Es ist ein sehr sensibler Junge. Ich sagte das dann meinen Kindern, als sie kamen, die haben natürlich gelacht. »Kindermund«, sagten sie. Der Große spricht immer noch vom Opa, oft, auch wenn er bei mir schläft, dann liegt er in Opa seinem Bett und dann erzählt er manchmal so was. »Hier in dem Sessel haben wir immer gesessen, dann hat der Opa so den Arm um mich gelegt und hat gesagt, komm, wir beide schlafen mal so ein bißchen.« Das erzählt er mir dann.

Schlafen tu ich immer noch sehr schlecht. Am Abend nehm ich ein halbes Lexatonil, dann schlaf ich vier, fünf Stunden, dann werd ich wach, und dann kommt ein ganz großer Tiefstand. Dann denk ich, er *ist* ja nicht mehr! Ich nehm dann wieder was, manchmal schlaf ich wieder ein, manchmal nicht. Morgens ist es immer ganz schlimm. Es ist alles so leer. Tagsüber gewöhne ich mich ein bißchen an den Gedanken, daß er nicht wiederkommt, und abends geht es dann einigermaßen. Die sagen alle: »Du mußt mal wegkommen von den Tabletten.« Aber wie soll ich das? Ich kann doch nicht anders. Irgendwie muß ich ja schlafen. Ich hab auch mit anderen Witwen darüber gesprochen. Eine Bekannte sagt, sie hat fünf Jahre Valium nehmen müssen. Es heißt ja immer, die Zeit heilt. Ich weiß nicht . . . Es ist ja schon ein klein wenig besser geworden, ich bin etwas ruhiger. Es war immer so, wie wenn ich vor einer ganz schweren Prüfung stehe, oder wie wenn ein ganz großer Schrecken in meinen Gliedern sitzt. Das wird langsam etwas besser.

Lesen tu ich nicht viel, dazu habe ich gar keine Ruhe. Vor dem Einschlafen blätter ich mal ein bißchen, les mal einen kleineren Artikel, auch über den Tod, dann denk ich, es gibt ja Menschen, die empfinden genau wie du. Ein kleiner Trost ist das schon.

Ich muß reden können! Ich kann das nicht immer bei mir behalten. Ich telefonier auch viel. Ich red dann mit den Kindern. Ich hab immer so hohe Telefonrechnungen, ist mir aber egal. Wenn ich dann abends – ich mein, die Decke

käm mir auf den Kopf, dann muß ich telefonieren. Aber wer will das schon noch hören?
Ich hab mir natürlich überlegt, und auch seitens der Kinder wurde darüber gesprochen, ob ich nicht in meinen alten Beruf zurück sollte. Aber ich trau mir das nicht mehr zu. Erstens bin ich nun über dreißig Jahre aus dem Beruf raus, und dann weiß ich auch nicht, es ist doch ein sehr schwerer Beruf, ob ich das noch verkraften könnte. Ich hab auch schon erhebliche Abnützungserscheinungen, an den Bandscheiben und in den Armen. Also ich muß sagen, ein Haus ist ja auch sehr viel Arbeit. Ich mach das alles nur, damit da nichts verfällt und verwildert, um es für die Kinder zu erhalten. Ich seh aber keinen Sinn mehr darin, wie früher, wo ich das alles so mit Freuden gemacht hab. Da war ja unser Einkommen noch geringer. Wir haben unter Entbehrungen gebaut und die Kinder studieren lassen. Mein Mann und ich hatten lauter schöne Pläne, was er alles machen wollte, wenn er nur erst pensioniert wäre. Da wollte er sich so gern betätigen, im Haus und im Garten, auch handwerklich, alles was so anfiel. Und das kam nun auch alles auf mich zu. Aber verkaufen wollen wir es auch nicht; das weiß man ja, was Grundbesitz heute bedeutet. Manchmal denk ich aber auch, es wäre leichter für mich, wenn ich in eine Wohnung zöge.
Jetzt trage ich mich mit dem Gedanken – meine Tochter und mein Schwiegersohn in L., die wollen bauen. Sowie er den richtigen Bauplatz hat, fängt er an und baut, und die sagen: »Wir bauen ein Haus mit Einliegerwohnung, da kommst du dann später rein.« Das wäre natürlich ein Entschluß. Ich würd mich ungern von W. trennen. Wir sind nun sechzehn Jahre hier, und da ist man noch wer. Nicht, daß ich da Wert drauf lege, aber man kennt sich, und man weiß voneinander. Da kämpf ich nun mit mir. Das weiß ich noch nicht. Man will den Kindern nicht zur Last fallen. Aber dann denk ich auch, du kannst ihnen vielleicht eine Stütze

sein. Die Enkel sind ja noch klein, und wenn sie jetzt zu Kongressen oder so was fahren, dann geh ich ja auch hin und bleib dort, und wenn die Kinder größer werden und in die Schule gehen, dann ist es für sie alle auch ein Vorteil, wenn sie im eigenen Haus eine Mutter wissen. Ja, vielleicht könnte das eine Aufgabe sein, ich weiß es nicht ...

Aber, daß es mir je wieder gutgehen könnte, nein, das kann ich mir nicht denken. Wissen Sie, wenn man eine gute Ehe geführt hat, dann fehlt einem so furchtbar jemand – dann ist eben niemand mehr da, der einem mal ein gutes Wort sagt, der einen einmal in den Arm nimmt. Dabei denk ich gar nicht an Sexuelles. Aber mein Leben ist eben völlig aus den Bahnen, es hat sich vollkommen verändert. Es ist alles zerstört. Mein Innenleben ist vollkommen durcheinander.

Und dann kommen die Leute und fragen mich: »Ja, wie geht es Ihnen denn, Frau Körner?« Ja, was soll man denn da sagen? Meine Schwägerin sagt immer, »sag doch einfach ›gut‹. Die wollen es ja doch nicht anders hören.« Das kann ich aber nicht. Ich sag dann: »Wie soll mir's schon gehen?« Bei ganz guten Bekannten sag ich: »Wie 'nem Hund ohne Schwanz.« Oder bei anderen: »Wie mir's so geht. Ich kann nicht sagen ›gut‹«, sag ich dann, »da müßt ich lügen.« Wenn mein Sohn dabei ist, dann sagt der: »Du sollst nicht klagen. Du tust dich selbst bemitleiden. Es geht dir nicht schlecht.« Dann hab ich das Gefühl, die Kinder spüren das nicht. Vielleicht bedrückt es sie, wie es wirklich in mir aussieht. Dabei kümmern sie sich rührend um mich, alle drei, das hat nichts damit zu tun.

Was ich auch immer so taktlos finde, sind so Aussprüche wie »Schönes Wochenende«! Dabei ist doch das Wochenende das Allerschlimmste. Sogar meine Schwiegertochter macht das. Wenn die samstags da waren, mein Sohn gibt mir dann einen Kuß, dann sagt sie: »Tschüs, Mutti, ich wünsch dir einen schönen Sonntag.« Dann sag ich: »Sag

mal, willst du mich veräppeln oder verusen, red so kein Unsinn, das möcht ich nicht mehr hören.« Das stört mich jedesmal. Dann denk ich, du mußt sie dazu erziehen, daß sie in ihren Worten mehr denkt und feinfühliger wird. Sie braucht ja gar nichts zu sagen. Das gibt mir jedesmal einen Stich, wenn sie das sagt. Wie kann ich einen schönen Sonntag haben! Das ist ja wie Hohn.
Dann denk ich auch so oft, was mein Mann darum gekämpft hat, daß wir eine bessere Altersversorgung kriegen. Und dann hat er gar nichts mehr davon gehabt! Ich bin nun zwar gut versorgt, aber ich kann es so gar nicht genießen ohne ihn. Dabei war es immer so schön in den letzten Jahren, als die Kinder schon groß und aus dem Haus waren. Wir haben uns natürlich immer gefreut, wenn sie uns besuchten, aber wir waren auch gern wieder allein. Es kam dann eine solche Ruhe über uns. Es war nur alles zu kurz.
Wie stolz wär er jetzt auf unseren Sohn. Der hat grad seinen Diplom-Ingenieur gemacht. Als mein Mann starb, stand er direkt vorm Vordiplom. Danach hatte ich das Gefühl, daß er noch mehr Ehrgeiz entwickelt hat als vorher. Was hätte sich mein Mann darüber gefreut!
Kennengelernt haben wir uns gleich nach dem Krieg. Ich war Anfang Zwanzig und er zwölf Jahre älter. Ich kam ja vom Lande und hatte nur Hauptschule. Mein Bruder ging aufs Gymnasium; aber die Wege waren so weit, und da blieben die Mädchen eben zu Hause. Das war damals so. Ich wurde dann Krankenschwester, weil ich eine Fähigkeit hatte, mit Menschen umzugehen. Als ich meinen Mann kennenlernte, war er mein Patient im Krankenhaus. Er war vorher schon mal verheiratet, im Krieg, und war sehr enttäuscht. Er hat immer gesagt: »Ich hab da so viel erlebt, du hast mir den Glauben an eine Frau wiedergegeben.« Und als er pensioniert wurde, hat er in seiner Abschiedsrede gesagt, daß er sich so nur hätte entfalten können, weil er

mich als Frau gehabt hätte, die für alles Verständnis aufgebracht hat. Wir waren ja auch so zusammengewachsen; es gab überhaupt keine Konflikte mehr. Ganz am Anfang, weiß ich noch, gab es so kleine Dinge; zum Beispiel mochte er nicht, wenn ich telefonierte, wenn er abends nach Hause kam. Das hab ich natürlich abgestellt, das hab ich dann eben gemacht, wenn er weg war. Wir haben uns auch immer ganz bewußt bemüht. Ich hab so mit meinem Mann mitgelebt.

Einmal, weiß ich noch, da mußte er eine Ansprache halten in so einem Festzelt. Da sah ich die Presse zur Tür reinkommen, und hab auf einen Bierdeckel geschrieben: »Bitte vergiß nicht, die Presse zu begrüßen!« Denn das ist wichtig, die haben 'nen starken Arm. Dann hab ich das jemand in die Hand gedrückt, der es zu ihm raufgetragen hat. Das ist nur so eine Kleinigkeit, die mir da grad einfällt; das war aber hunderterlei, das ganze Leben bestand doch aus solchem Mitdenken. Aber mein Mann ist, obwohl er zwölf Jahre älter war, auch immer auf mich eingegangen. Ihm wurde nie was zuviel. Er wollte mir noch immer was bieten trotz seiner Beanspruchung im Beruf. Er wollte dann sonntags was mit mir unternehmen, aber ich hab meist verstanden, Rücksicht zu nehmen, und hab gesagt: »Nein, ich freu mich schon, wenn wir hier zusammen sind.« Und dann ist er im Sessel gesessen und hat ein Kreuzworträtsel geraten, oder er hat mir mal was vorgelesen aus einem Buch, was er grad schön fand – so einfach zusammen zu Hause zu sein, das hat uns vollkommen genügt.

Wenn ich drüber nachdenke, da gibt es noch etwas, wodurch unsere Ehe so sehr gekräftigt worden ist. Ich bin 1925 geboren und unter den Nationalsozialisten aufgewachsen. Ich hab nie etwas anderes gekannt und habe fest daran geglaubt, auch später während des Krieges in meiner Ausbildung bei den braunen Schwestern. Mein Mann hatte eine jüdische Großmutter, und ein großer Teil seiner

Verwandten mußte emigrieren. Als sogenannter Nichtarier wurde er aus seiner Lehrstelle bei der Kreisverwaltung entfernt und wurde dann Kellner, bis er eingezogen wurde. Dienen durften die ja! Am Anfang, als wir uns kennenlernten, hatten wir darüber oft heftige Diskussionen. »Ja«, sagte mein Mann, »du hast noch den Krieg gewonnen, als er schon längst verloren war.« Ich war ja ganz vom Nationalsozialismus geprägt worden. Er hat mich dann so richtig nach und nach von der Demokratie überzeugt. Ich hatte das doch nicht gekannt. Es war schon merkwürdig, daß ich mit *der* Erziehung ausgerechnet einen Mann heirate, wo die Großmutter Jüdin ist. Und das war dann so beschämend für mich, immer wieder festzustellen, was für ein edler Mensch er war, obwohl man das so anders gelernt hatte. Und dann lernte ich nach und nach die ganze Verwandtschaft kennen, die heute überall in der Welt verstreut leben, und seh, was für wertvolle Menschen das sind. Mit den meisten von ihnen korrespondier ich heute noch.

Die Leute sagen immer, die Zeit heilt die Wunden. Ich weiß nicht... Vielleicht könnte ich es so sagen: Das Denken an meinen Mann wird ganz allmählich zum Andenken an ihn. Ich möchte schon sagen, daß man reifer geworden ist. Wenn ich so über alles nachdenke, dann mein ich oft, von der Seite hast du das Leben gar nicht gekannt, und nun verstehst du manches besser, was du früher nicht verstanden hast. Man wird verständnisvoller. Ich hab früher zum Beispiel die Tageszeitung gelesen, die Leitartikel und vor allem die Kommunalpolitik wegen meinem Mann, und dann die Anzeigen nur flüchtig, nur damit man nichts übersieht. Heute entdecke ich mich jeden Tag dabei, daß ich als erstes die Todesanzeigen lese und mir vorstelle, besonders wenn es jüngere Leute waren, was das für die Familie bedeutet. Früher, wenn ich kondolieren mußte, hab ich immer nur den Namen draufgeschrieben. Heute bring ich es fertig, den Leuten etwas mehr zu schreiben, um vielleicht doch einen Trost geben zu können. Ich hab auch das Bedürfnis, mit Frauen zu sprechen, die das gleiche Schicksal haben wie ich. Ich telefoniere oft mit Witwen aus dem anderen Stadtteil, und wir tauschen uns dann aus. Vielleicht wäre das, noch eine Aufgabe für mich, wenn ich mal mehr Abstand bekommen habe.

Das Interview wurde 1980 aufgenommen.

Christina Maderna, geboren 1934, war Schauspielerin, dann Hausfrau. Nach dem Tode ihres Mannes wieder Schauspielerin; seit fünf Jahren Modedesignerin. Ihr Mann war Dirigent und Komponist. Er starb im Alter von 53 Jahren 1973 an Krebs. Sie lebten 23 Jahre zusammen, davon ein Jahr verheiratet. Frau Maderna hat drei Kinder.

Mein Mann hatte sich schon seit längerem nicht gut gefühlt, aber ich schob das alles auf Überarbeitung. Er versuchte sich zu Hause in Darmstadt ein bißchen auszuruhen, aber ohne sichtlichen Erfolg. Er fuhr dann trotzdem nach Den Haag. Er rief mich von da aus an und sagte, er würde Blut spucken. Er glaubte, er müsse zum Arzt, und er werde es tun, wenn er nach der Premiere wieder zu Hause sei. Ich rief aber den Agenten an und sagte ihm, daß er sich dringend darum kümmern müsse, daß Bruno sofort zum Arzt ginge. Die Untersuchung fand dann noch am gleichen Tag statt, und der Arzt rief mich spät am Abend an. Er sagte, mein Mann sei sehr krank, und ich solle nach Holland kommen. Ja, sagte ich, immer in Gedanken an eine TB, ich käme ja sowieso zur Premiere und würde dann sofort etwas unternehmen. Ich dachte, ein Jahr Davos oder so, ist nicht grad das Allerschönste, aber mit allen Kindern, das kann dann auch ganz schön sein. Sind wir wenigstens ein Jahr zusammen. Und dann sagte mir der Arzt: »Ich glaube, Sie haben mich nicht verstanden. Ihr Mann ist sehr krank. Wenn er die nächsten drei Tage überlebt, so überlebt er nicht den Monat.« Ich dachte nur, das kann einfach nicht sein, das ist nicht wahr. Trotzdem hab ichs aber doch geglaubt. Denn bei meinem Mann gab es nie Zwischendinge, nur Entweder-Oder. Es gab keine Hoffnung, daß sich der Arzt geirrt habe. Das kam alles erst später, dieses Suchen und von Arzt zu Arzt laufen, einer Hoffnung nachjagen. Ich rief erst mal einen befreundeten Arzt an – Gott, da lernt man ja Menschen kennen! – und der sagte: »Also dann komm morgen mal rüber, ich hab da sehr schöne Prospekte von Sanatorien, und dann können wir den Bruno da ja hingeben, bis er stirbt!« Dann setzte ich mich ins Auto und fuhr in einer wahnsinnigen Fahrt nach Den Haag, immer nur in dem einen Gedanken: Ich muß zu ihm, er darf jetzt nicht allein sein. Ich wollte auch keinesfalls, daß er es durch einen anderen als durch mich erfährt. Ich komm also früh morgens an, er war schon auf, wir sahen uns nur an – es war das Ende und zugleich ein neuer Anfang. Wir hatten nie oberflächlich miteinander gelebt, das kann man nicht sagen, aber – alles Nebensächliche war plötzlich weg. Im normalen Leben nimmt ja das Nebensächliche einen breiten Raum ein, das läßt sich gar nicht ändern, daraus besteht ja ein großer Teil des Lebens. Das war nun für uns vollkommen vorbei. Das waren nur noch wir zwei. Er sagte dann: »Du, hab keine Angst. Ich habe keine Angst vorm Sterben. Das einzige, wovor ich Angst habe, ist, dich und die Kinder allein zu lassen, die Musik zu lassen und Schmerzen zu haben. Ich will keine Schmerzen haben.« Das einzige, was ich meinem Mann nicht sagte, war die Diagnose dieses holländischen Arztes, der annahm, daß es sehr schnell zu Ende gehen könne, weil der Krebs so unglücklich lag. Aber nun, als wir uns wieder hatten, als wir uns ansehen und angucken konnten, fingen wir beide an zu kämpfen, um sein Leben zu kämpfen, in diesem merkwürdigen Zwischenbereich zwischen Hoffnung und Verzweiflung. Man glaubt, daß es gutgehen wird, und man weiß genauso, daß es schlecht ausgehen wird. Aber dagegen rennt man innerlich Sturm, man will es einfach nicht wahrhaben.

Er hat noch sechs Monate gelebt. Er hat weiter dirigiert

und die internationalen Verpflichtungen, so wie sie seit langem geplant waren, eingehalten. Er hatte dann sehr starke Schmerzen, die er mit einer ungeheuren Energie getragen hat.
Am Schluß waren wir dann in London. Die Schmerzen fingen an, unerträglich zu werden. Ich hatte vom Arzt die Erlaubnis, ihm eine gewisse Dosis Morphium zu geben. Ich war damals manchmal in der Versuchung, ihm etwas mehr zu geben als ich durfte, nicht um ihn endgültig zu erlösen, sondern um die Schmerzen zu lindern. Das ist etwas, das bringt einander so nahe, wie man es sonst nur hat, wenn eine Frau ein Kind gebiert. Es ist eine kreatürliche Verbundenheit, dieses bedingungslose Vertrauen, das man erfüllen muß. Hätte ich ihm mehr Morphium gegeben, dann hätte er weniger gelitten, aber er hätte dann nicht bis zum Schluß dirigieren können, und Dirigieren war sein Leben. Also, ich hätte ihm sein Leben, indem ich seinen Geist auch gedämpft hätte, verkürzt. Und da er um dieses Leben gekämpft hat, hatte ich nicht das Recht, es zu verkürzen. Es war oft eine schrecklich schwere Entscheidung, wenn er vor mir stand und rief »Gib mir! Gib mir!« Das klingt jetzt so theatralisch, aber in diesen Momenten ging es wirklich um die letzten Fragen des menschlichen Seins, um die Frage »Was ist der Mensch?« und »Was ist dieser Mensch?« Aus der Familie meines Mannes kam später der Vorwurf, ich hätte meinen Mann »gezwungen«, bis zum Schluß zu dirigieren. Ich habe ihn nicht gezwungen, aber ich habe ihn in keiner Weise gehindert, noch zu dirigieren. Wenn ich das getan hätte, wäre er viel früher gestorben, denn dann hätte er aufgegeben.
Ungefähr drei Monate vor seinem Tode machte er in London mit dem BBC-Orchester die Neunte Sinfonie von Mahler. Sie dauert weit über eine Stunde und ist schon für einen gesunden Menschen eine riesige Anstrengung. Bruno hatte Metastasen im ganzen Körper, er konnte sein linkes

Bein kaum bewegen. Ich sagte immer: »Du brauchst doch nicht das ganze Konzert über zu stehen. Laß dir doch wenigstens einen Dirigentenstuhl hinstellen!« Zunächst lehnte er das strikt ab, weil er nicht wollte, daß jemand seine Krankheit bemerkte. Dabei war er hier der einzige, der nicht realisierte, daß fast die gesamte musikalische Welt von seinem Zustand wußte. Schließlich gab er mir zu, daß es doch wohl gut sei, für alle Fälle den Stuhl da zu haben, daß er sich wenigstens anlehnen könne. Er war sichtlich erleichtert über diese Entscheidung. Am Abend waren wir dann bis kurz vor Beginn bei ihm im Zimmer. Dann ging er raus, und wir gingen raus, er ging am Orchester vorbei, und wir, meine Tochter und ich, kamen im Saal unten von der anderen Seite. Wir sahen im gleichen Moment, daß sie doch vergessen hatten, einen Stuhl hinzustellen. Wir sahen uns gleichzeitig an, und da habe ich zum ersten Mal den Schrecken in seinen Augen gesehen. Ich habe dann blitzschnell überlegt, hatte aber nicht den Mut, ihm nun noch den Stuhl bringen zu lassen. Die Royal Albert Hall war überfüllt, das hätte genau die Unruhe geschaffen, die Bruno nicht wollte. Und er hat es geschafft. Es wurde ein so wahnwitzig schönes Konzert, noch heute geht ihm eine Art legendärer Ruf nach. Im Adagio hatte man das Gefühl, daß die Leute kaum zu atmen wagten. Und – das mag jetzt sehr theatralisch klingen, war aber wirklich so – viele von den scheinbar so hartgesottenen Jugendlichen, von den Alten will ich gar nicht reden, saßen da und heulten.

Dann kamen noch Konzerte in Amsterdam, Mailand, wo wir auch eine Wohnung und unser zweites Zuhause hatten, und zurück nach Darmstadt. Dort Untersuchungen, Bestrahlungen. Und Anfang November wieder nach London, zu Proben für ein Konzert am 5. 11. mit dem London Symphony Orchestra und Alfred Brendel mit dem Klavierkonzert von Bartók. Am fünften, Sonntag vormittag, dann die Generalprobe. Er hatte so fürchterliche Schmerzen, daß er die Probe abbrechen mußte. Er ging ins Künstlerzimmer, und ich gab ihm ein bißchen mehr Morphium. Er ging zurück und probierte weiter, mußte aber nach einer Viertelstunde endgültig abbrechen. Bruno sagte, ohne weitere Erklärungen: »Meine Herren, die Probe ist beendet.« Er konnte dann nicht mehr gehen, und Brendel und ich mußten ihn fast ins Auto schleifen. Er hatte nur einen Gedanken, ob die Musiker etwas von seiner Krankheit gemerkt hätten. Immer wieder sagte er auf dem Weg zum Hotel: »Haben sie das gemerkt, daß ich krank bin?« Das war für ihn das Schlimmste. Er hatte noch nie im Leben eine Probe abgebrochen. Natürlich versuchte ich ihn zu trösten und zu sagen, daß sie es nicht gemerkt hätten. Und während wir in unserem Zimmer waren, kam ein Page rauf und brachte einen Brief vom Konzertmeister des London Symphony, und darin stand, daß sie sich bedankten für Brunos Verständnis, ihnen die Sonntagsvormittagsprobe zu erlassen. Sie wußten natürlich ganz genau, warum er die Probe abgebrochen hatte; aber sie wußten ebenso genau, daß er nicht wollte, daß sie den Grund wußten. Das war einer der wenigen Augenblicke während Brunos Krankheit, wo ich Fahnenflucht beging. Bruno anzusehen, wie er sich in seinem Zustand nur Sorgen um die anderen machte, um mögliche Auswirkungen auf die Musiker und das Publikum, das war einerseits so rührend, andererseits so schrecklich, es hat mich einfach zerrissen. Ich bin dann unter einem Vorwand rausgerannt. Als ich zurückkam, saß er immer noch über dem Brief und strahlte. Ich werde das diesen Musikern mein Lebtag nicht vergessen. Nun, am Abend hat er dirigiert, und merkwürdigerweise gerade dieses Konzert, sein letztes, wurde in Direktübertragung in alle europäischen Länder gesendet.

Wir fuhren dann nach Darmstadt zurück, und bald darauf

kam Bruno in die Klinik. Es ging ihm gar nicht so sehr schlecht, und das Ende kam doch überraschend. Andreas und ich waren bei ihm. Als der Arzt zur Visite kam, ging ich nach draußen, wie ich das immer tat, denn trotz unserer Vertrautheit gab es doch sicher einiges, was er mit dem Arzt allein besprechen wollte. Der Arzt blieb ziemlich lange drin, und als er raus kam, sagte er: »Es ist zu Ende.«
Als ich das »zu Ende« hörte, war auch in mir etwas zu Ende. Es heißt immer, die Krankheit bereitet einen vor. Rational ja, aber irrational hat man doch, solange der andere lebt, die irrsinnigste Hoffnung. Ich dachte nicht an Selbstmord, das kam wegen der Kinder gar nicht in Frage, aber ein großer Teil von mir ist in dem Augenblick irgendwie mitgestorben. Und das dauert eigentlich bis heute an. Ich tue zwar viel und lebe sogar ein ziemlich abenteuerliches Leben, aber – ich bin nicht mehr im eigentlichen Sinne lebendig. Ich weine nicht mehr oft, und ich bin auch nicht immer traurig, aber ich habe keine Zukunft mehr. Zukunft ist für mich nur noch in den Kindern. Auch Freude, richtig Freude empfinde ich nur noch durch die Kinder. Manchmal habe ich eine so furchtbare Angst, daß einem von ihnen etwas passieren könnte. Den Gedanken darf ich nicht durchdenken, das ist Wahnsinn. Die Zeit, wo die Kinder mich nicht mehr brauchen werden, ist irgendwo in der Ferne wie ein dunkles schwarzes Loch.
Früher hatte ich alle möglichen anderen Ängste, ich war ausgesprochen hypochondrisch. Zum Beispiel hatte ich furchtbare Angst vorm Fliegen, und da wir sehr oft flogen, schluckte ich einen Haufen Beruhigungspillen. Das ist alles vollkommen von mir abgefallen. Und zwar in dem Moment, als der Arzt sagte, es ist zu Ende. Ich habe überhaupt keine Angst mehr vorm Sterben. Er ist ja vorausgegangen, es kann so schlimm nicht sein.
Merkwürdig, in den ersten Monaten nach Brunos Tod hatte ich immer wieder den gleichen Traum: Ich komme aus dem

Haus, weil ich Brunos Stimme höre. Ich seh ihn hinter dem Gartenzaun. Er winkt mir, ich geh bis zur Gartentür, komme aber nicht weiter. Ich möchte zu ihm, gehe aber nicht durch die Tür. Der Traum war furchtbar quälend. Dann starb ein guter Freund von uns. Ungefähr eine Woche nach dessen Tode sehe ich ihn plötzlich, in einer Art Tagtraum, auf meinem Bettrand sitzend, und ich höre ihn ganz deutlich sagen: »Bruno hat mich geschickt, ich soll dir sagen, er könne nicht mehr zu dir kommen.« Danach war dieser Zaun-Traum schlagartig vorbei.
Ich habe einen Trost: die Intensität unseres Zusammenlebens in dem letzten halben Jahr. Es ist wohl falsch zu sagen, man wird Eins, das wird man nie. Aber die Verbindung zwischen uns war so stark, stärker als in all den dreiundzwanzig Jahren vorher. Plötzlich wußten wir ganz genau, wie sehr wir uns liebten, wie sehr wir füreinander geschaffen waren. In dem Leben vorher ahnten wir das wohl, oder wir lebten es, ohne darüber nachzudenken; aber wir wußten es vorher nie so tief. Jeder war genau das, was der andere brauchte, optimal, alles. Alles Nebensächliche war einfach weg.
Dies Erleben hat mich ganz nachhaltig verändert. Sicher, ich tue heute manches, was ich nicht getan hätte, wenn er noch lebte. Das kommt einfach, weil ich mich jetzt auf einer vollkommen anderen Ebene befinde. Meine Maßstäbe sind ganz andere geworden, ich reg mich nicht mehr über jeden Kleinkram auf. Gut, ich streit mich mal mit den Kindern und krieg auch mal einen Tobsuchtsanfall, aber insgesamt versuche ich viel mehr, das Wichtige vom Unwichtigen zu unterscheiden. Wenn der Andreas schmatzt, dann schmatzt er eben; wenn er größer ist, wird er sich schon an meine Mahnungen erinnern. Es ist mir viel wichtiger, daß er mir aus der Schule erzählt und daß das ungestört und in Harmonie vor sich gehen kann.
Ich bin auch bei anderen in dieser Hinsicht viel empfindli-

cher geworden. Es macht mich ganz krank zu sehen, wenn Ehen oder Freundschaften aus völlig idiotischen Gründen aufgerieben werden, meist durch täglichen Kleinkram. Daher sage ich immer: »Kinder, was versäumt ihr für Zeit! Wenn euch doch nur einmal klar würde, daß die Zeit so furchtbar schnell vorbeigeht.« Und dann kommen diese dummen Weiber – also ich kann das aus meiner Sicht nicht anders bezeichnen – und sagen: »Ja, und immer dasselbe, immer diese Gewohnheitsdinge, wie langweilig.« Gott, diese ahnungslosen Frauen, wenn sie wüßten, wie schön doch Gewohnheiten sein können! Wenn der Bruno zu Hause in seinem Arbeitszimmer saß, dann konnte ich zwanzigmal auf der Treppe dran vorbeigehen, ohne daß was anderes geschah, als daß ich mich einfach freute, daß er da saß und arbeitete. Guckte er aber hoch und sagte: »Ciao, Christina«, dann wußte ich ganz genau, er wollte einen »caffè latte«. Und nun frage ich mich in Gottes Namen, was soll an solchen Gewohnheiten nicht schön sein? Warum muß man Gewohnheiten immer als etwas Negatives ansehen? Ohne solche Gewohnheiten zu leben, ist nahezu unmöglich. Wenn man nämlich plötzlich den Partner nicht mehr hat, und diese wunderschönen Gewohnheiten wegfallen, dann merkt man erst mal, wie leer es ohne sie ist. Für mich war ja das Schöne nicht, daß er irgendwann mal »Ciao, Christina« sagte, sondern daß ich, wenn er es sagte, sofort wußte, daß er »caffè latte« wollte! Solche scheinbaren Kleinigkeiten sind doch nur Zeichen einer ganz engen Verbundenheit. Und die Frauen, die so was nicht erkennen, sind einfach unbeschreiblich dumm. Ich werde da ganz aggressiv und emotional, denn letzten Endes gönne ich es ihnen nicht, daß sie ihren Mann noch haben und ich nicht.
Erst kürzlich kam eine Bekannte zu mir ins Atelier – ich hab mir da in den letzten zwei Jahren ja etwas ganz Schönes aufgebaut – und sagte zu mir: »So traurig das ist, daß Bruno nicht mehr da ist – aber jetzt kannst du dich ja erst richtig

verwirklichen.« Ich habe gedacht, ich schnappe auf der Stelle über! Was heißt das, verwirklichen? Ich ziehe jetzt einen Job auf, ich habe auch gelegentlich Spaß daran, aber meine Verwirklichung war das Zusammenleben mit meinem Mann. Und es war nicht das Spaghettikochen, und es war nicht das Kinderkriegen, es war alles zusammen! Es war das Abends-über-alles-Reden, das Konzert-Mithören, es war die Eifersucht, es war das Kochen, verdammt noch mal, es waren die Kinder, es war alles global zusammen. Und das ist die »Verwirklichung«. Und wenn ich nach dreiundzwanzig Jahren, in denen ich mich angeblich »nicht verwirklicht« habe, eine unvollendete Partitur meines Mannes aus seinen Notizen, Skizzen, Bändern rekonstruieren kann, so daß sie aufgeführt werden konnte, dann frag ich noch einmal, was glaubt ihr denn eigentlich, was Verwirklichung ist?! Oh, bei diesem Thema werde ich zur Furie. Natürlich hatte ich als Frau von Bruno Maderna einen besonderen Status, das will ich nicht unterschätzen, aber privat, noch dazu als Frau eines höchst temperamentvollen Italieners, hatte ich doch die gleichen Probleme wie andere Frauen. Letztlich geht es doch darum, daß in einer Ehe oder einer eheähnlichen Beziehung der eine den anderen als vollgültiges, emanzipiertes Wesen anerkennt, und nicht, daß der eine krampfhaft versucht, sich zu vermännlichen und der andere, sich zu verweiblichen. Vor allem ist das Ganze ja auch eine Entwicklung, die man mit seinem Mann zusammen durchmacht. Und darum kann man ja auch kämpfen. Glauben Sie, daß mein Mann mich damals, als wir anfingen, zusammen zu leben – ich war sechzehn, er einunddreißig – als »vollgültiges Individuum« anerkannt hat? Niemals. Ich war damals für ihn ein kleines, etwas mickrig geratenes Mädchen, das zufällig ganz niedlich war. Das andere habe ich mir erarbeitet, aber durch ihn und mit ihm.

Ja, unsere Anfänge miteinander waren so abenteuerlich, das will ich doch kurz erzählen. Das Tollste daran ist eigentlich, daß ich meinen Mann überhaupt nicht gekannt habe, als ich ihn kennenlernte! Ich war vierzehn. Mein Maltalent wurde damals ziemlich offenkundig, ich hatte regelmäßig Stunden bei Professor Baumeister in Stuttgart. Als Folge davon wurde meine Begeisterung für alles Moderne angefacht, und ich reiste zu jeder Ausstellung und in jedes Konzert, so auch eines Abends in ein Konzert in Darmstadt unter Hermann Scherchen. Und Scherchen dirigierte das erste Stück, von einem gewissen Bruno Maderna. Nie was von gehört, aber diese Musik hat mich so unglaublich beeindruckt, das war ein so wahnsinnig schönes Stück, ich war völlig weg. Und nach diesem Stück sagte ich zu meinem Begleiter, einem Schulkameraden, der natürlich in mich verknallt war: »Den heirate ich!« Und da nahm der von den Blumen vom Podium eine heraus – es war eine »Fetthenne«, es gibt Blumen mit diesem komischen Namen –, überreichte sie mir mit pikiertem Gesicht und sagte: »Hier, ich gratuliere dir zu deiner Verlobung.« Es klingt zwar wie ein Märchen, aber er ist mein Zeuge. Die Fetthenne habe ich aufbewahrt, die ist jetzt in einer Brosche. Ein Jahr später während der Kranichsteiner Musiktage lernten wir drei junge Italiener kennen, einer davon war der Komponist Luigi Nono. Eines Tages sagten die: »Unser Lehrer kommt aus Rom . . .« Und wir: »Wer ist euer Lehrer?« – »Bruno Maderna.« Da hat's bei mir gedonnert! Meine Familie sagte, ich sei total ausgeflippt. Am Abend auf dem Ball tanzte ich mit Nono, verrenkte aber so sehr den Hals nach Maderna, daß er schließlich Maderna etwas zuflüsterte, und dann tauschten sie die Damen. Nun ja, das war's. Ich war wie in einer Trance. Aber es war alles sehr kompliziert. Bruno war verheiratet, lebte aber schon länger von seiner Frau getrennt. In Italien gab es keine Scheidung. Offiziell heiraten konnten wir erst nach zweiundzwanzig Jahren, ein Jahr vor Brunos Tod. Meine Eltern benahmen sich fabelhaft; sie liebten Bruno. Natürlich war es enorm schwierig für uns beide. Bruno war schließlich ein äußerst vitaler Mann, noch dazu Italiener, Anfang Dreißig, und ich ein dünnes, fast unterentwickeltes Schulmädchen, beinahe noch ein Kind. Nun ja, zunächst ging ich brav weiter zur Schule, spielte in dem Romy-Schneider-Film »Primanerinnen« mit, nahm nach dem zweiten Film Schauspielunterricht, spielte Theater, machte Fernsehen und bekam mit neunzehn meine erste Tochter, Caterina. Bruno und ich sahen uns zwischen unseren diversen Engagements in den Ferien oder in unserer Wohnung in Mailand.

Wir liebten uns sehr, aber wir verstanden zuwenig vom Leben des anderen. Meine Mutter, die damals noch keine vierzig war, nahm die Kleine für die ersten zwei Jahre unter ihre Fittiche. Einerseits litt ich darunter sehr, andererseits konnte ich noch nicht die nötigen Konsequenzen ziehen. Ich spielte weiter Theater, sogar sehr erfolgreich, und bekam gerade einen Vertrag mit der Wiener »Burg« angeboten, als sich unsere zweite Tochter ankündigte. Und da hat mein Mann zum ersten Mal gesagt: »Überleg dir's. Wir haben jetzt zwei Kinder, wir sehen uns zuwenig. Die Kinder sind entweder bei den Großmüttern oder mit einem Kindermädchen in Mailand. Wir haben verschiedene Freunde, verschiedene Probleme, und ich finde, wir müßten das ändern.« Und da war es für mich völlig selbstverständlich, daß ich aufhörte mit dem Theater. Es war nicht einfach, aber es war selbstverständlich. Hätte Bruno denn etwa aufhören sollen zu dirigieren? Na also! Und da fing für mich das Leben eigentlich erst richtig an, da hatte ich begriffen. Ich habe dadurch ein Leben geführt, das zwar nicht minder schwer war als vorher, ich war nicht immer glücklich, aber ich habe es nicht eine Sekunde bereut. Als er immer mehr in der Weltgeschichte herumfuhr, kamen die Kinder immer mit, ob Schule oder nicht. Meist hatten sie Privatunterricht. Ohne das hätten die Kinder ihren

Vater nie kennengelernt. Wir haben zwar das ganze Geld verjubelt, aber dadurch haben wir mehr bekommen als Geld. Das, was mir heute möglich ist zu empfinden, zu denken, zu sehen, das hätte ich ohne dieses Zusammenleben mit meinem Mann nie erreicht.
Nach dem Tode meines Mannes hatte ich Angst, daß ich dies verlieren würde. Aber ich stelle immer wieder dankbar fest, daß ich vieles wirklich in mir habe. Es gibt natürlich manches, was ich nicht mit ihm erleben konnte, aber vieles ist doch durch unser Zusammenleben in mich übergegangen. Ich hatte immer Angst, daß ich meinen Kindern Dinge nicht vermitteln könnte, die wir liebten, die uns wichtig waren. Aber das stimmt nicht, ich kann es doch, und das freut mich oft ungeheuer.
Ich habe mich bei Entscheidungen oft gefragt, und tue es heute noch, was hätte Bruno getan, wie hätte er jetzt reagiert? Und aus der Kenntnis eines Menschen, mit dem man so lange zusammengelebt hat, geht das auch bis zu einem gewissen Grad, aber nur bis zu einem gewissen Grad. Denn das ist das Endgültige bei dem Tod eines Menschen: Man weiß doch nicht ganz genau, wie hätte er in dieser Situation, in der er ja nicht drin war, nun wirklich reagiert? Zum Beispiel, es ging ihm bei der Erziehung der Kinder zwar immer darum, daß sie viel lernen, also lebendig lernen, aber vor allem ging's ihm darum, daß sie später bei dem, was sie einmal tun werden, glücklich sind. Jetzt mal angenommen, es käme der Andreas, vielleicht aus momentaner Frustration über einen Lehrer, und sagte, er habe beschlossen, das Abitur nicht zu machen – ja, dann weiß ich nicht, ob Bruno ihn dazu gezwungen hätte, oder ob er gesagt hätte, er muß es jetzt selber wissen, was ihn glücklich macht. Ich kann nur sagen, ich glaube, Bruno hätte es so und so gemacht, aber nicht, er *hätte* es so gemacht. Und das zeigt die ganze Hilflosigkeit, in der man sich so oft befindet, wenn man allein ist. Die Entscheidun-

gen, die ich heute treffen muß, haben immer einen Bezug zur Vergangenheit; aber ich muß sie allein, aus einer neuen Situation heraus, heute und jetzt treffen. Und davor habe ich Angst, daher verschließe ich mich vor der Zukunft. Ich suche immer wieder nach analogen Situationen in der Vergangenheit, die mir bei meinen heutigen Situationen helfen können. Das ist bei mir bereits ein ganz unbewußter Vorgang geworden. Ich glaube, hier liegt der Punkt der gravierendsten Einsamkeit nach dem Tode des geliebten Menschen. Es ist einerseits ein ständiges Befragen dieses verinnerlichten Toten, andererseits kommt mir ungenügende, nicht sichere Antwort.

Ja, das Allerschwerste ist wohl, daß seine körperliche Nähe fehlt, seine Wärme, dieser unmittelbare Bezug zu ihm als Person. Aber mindestens so schlimm finde ich es für *ihn,* daß er uns nicht mehr hat. Warum habe ich jetzt allein Freude an den drei Kindern? Warum kann er seinen Sohn nicht mehr sehen, der jetzt einen Kopf größer ist als ich und mir nur bis zum Bauchnabel ging, als er starb. Als Andreas noch klein war, wünschte sich Bruno, daß sein Sohn mal Astrophysik studieren würde. Jetzt, seit etwa einem Jahr erklärt Andreas, ohne daß direkter Einfluß da sein konnte, er wolle Astrophysik studieren. Daß ich ihm das nicht mehr sagen kann, das finde ich sehr traurig und so ungerecht.

Manchmal überkommt mich meine Sehnsucht nach ihm mit solcher Macht, daß ich denke, ich halte es nicht aus, ich muß ihn jetzt haben, ich muß einfach zu ihm. Das ist ganz unvorhersehbar, wodurch das ausgelöst wird. Das ist wie etwas Angestautes, was heraus muß. Es ist einfach nicht wahr, was viele sagen, die trösten wollen, mit der Zeit geht es vorbei, man vergißt. Nein, es wird jedes Jahr schlimmer! Zunächst, wenn der Partner stirbt, ist das Entsetzen so groß, daß nichts außer dem existiert. Es ist ein grauenvolles Entsetzen, man begreift überhaupt nichts mehr. Und wenn dieses Entsetzen vorbei ist, dann merkt man, daß der neue Zustand ein kontinuierlicher ist, daß keine Wut, kein Hader, kein Wunschdenken da herausführt. Das kann Jahre dauern, bevor sich die endgültige Erkenntnis durchgesetzt hat: Er kommt nie wieder! Daneben, und oft durcheinander, läuft aber auch die andere seelische Entwicklung, wo ich mich frage, wie mach ich das nun, wo ich allein bin? Wie geht es weiter mit den Kindern? Wofür bin ich verantwortlich? Wie und wovon leben wir? Und es ist ein komplexes Durcheinander von bewußten und unbewußten Vorgängen, man wehrt sich gegen das »Schicksal«, und man stellt sich ihm.

Bei diesem Prozeß des Trauerns braucht man dringend Hilfe, aber man kann sie nicht erbitten. Man braucht die Freunde sehr viel mehr als sonst, obwohl man sie abweist, und das müssen Freunde verstehen. Sie müssen sehr, sehr viel Geduld haben und sehr viel Einfühlungsvermögen. Ich muß sagen, es gibt anscheinend nur ganz wenige Menschen, die diesen Anforderungen gewachsen sind, ich meine, die überhaupt wissen, was es bedeutet, wenn jemand den liebsten Menschen verloren hat. Nun hat doch unsere und auch die vorige Generation den Tod so vieler Menschen erlebt, und doch gibt es nur so wenige, die sich wirklich Gedanken darüber machen. Ich glaube, wir haben einfach Angst, nämlich einmal davor, den Trauernden durch Fragen zu verletzten, und andererseits davor, durch das Sprechen über den Tod mit der Zwangsläufigkeit des eigenen Todes konfrontiert zu werden. Bruno und ich hatten zwar viele gute Freunde, aber unser Leben war doch zu unruhig, als daß es möglich gewesen wäre, diese Beziehungen sehr intensiv zu pflegen. Ich bin sehr eng verbunden mit meiner Mutter und meiner Schwester; aber am meisten habe ich mit meiner großen Tochter über alles gesprochen, sie war eigentlich immer schon mehr Freundin als Tochter. Aber ich habe da was verkehrt gemacht, ich hab sie total überfordert, sie konnte mit meinen Problemen gar nichts anfangen, sie hatte andere. Ich war eine Frau, die zwischen sechzehn und neununddreißig in allen Phasen aufs engste mit einem Mann verbunden war, und sie war ein achtzehnjähriges junges Mädchen, das den Vater verloren hatte und die Mutter brauchte. Obwohl ich so eine Glucke bin, war ich doch damals nicht in der Lage, einiges von den Kindern abzuwenden oder abzufangen, wo sie mich gebraucht hätten. Aber ich glaube, da ist man einfach überfordert.

Auch außerhalb der ganzen Umwälzungen im Gefühlsbereich stürzen ja so wahnsinnig viele Dinge auf einen ein. Das wichtigste erst mal: Wo kommt jetzt das Geld zum Leben her? Mein Mann war zwar in Darmstadt Ehrenbürger, aber für die Familie bedeutete das keinen Pfennig. In Italien kamen zwar Bücher über ihn heraus, aber wegen irgendeiner Unterstützung für uns mußte ich bis zum Finanzministerium betteln gehen. Italien ist ein korruptes Land, und die lächerlichen Summen, die mir aus Tantiemen, Aufführungsrechten usw. zustehen, muß ich jedes Jahr durch persönliches Erscheinen sozusagen einmahnen. Darauf ist überhaupt kein Verlaß. Ich gab natürlich sofort die beiden teuren Wohnungen in Mailand und Darmstadt auf, die Autos, Pferde, Musikunterricht für die Kinder – alles, was nicht unbedingt notwendig war. Die ersten Monate lebten wir noch von dem Geld, das mit der Verleihung des Beethovenpreises der Stadt Bonn an Bruno verbunden war. Aber vor allem suchte ich natürlich nach einem Job.

Schließlich spreche ich viele Sprachen und bin aufs engste mit der Musik- und Theaterwelt verbunden. Ich schrieb an alle möglichen Leute, ich dachte, irgend jemand wird mir schon einen Job verschaffen. Aber nichts rührte sich, gar nichts. Wir lebten nur noch vom Sozialamt. Einmal, ganz kurz nach Brunos Tod, ging ich auf irgend so ein Amt, um das Kindergeld zu beantragen. Vorher, als wir in Saus und Braus lebten, hatten wir gar nicht gewußt, daß es so was gab. Ich komme an den Schalter mit so einer jungen Person dahinter und sage, was ich will. Sie fragt, warum wir früher kein Kindergeld beantragt haben. Ich antwortete halt entsprechend. Sie: »Und wovon leben Sie jetzt?« Ich: »Im Moment weitgehend mit Hilfe von Freunden.« Sie, mich von oben bis unten musternd, im Tone moralischer Entrüstung: »Da werden Sie sich wohl die richtigen ausgesucht haben!« Ich weiß nicht, wie ich aus dem Gebäude herausgekommen bin. – Ich habe dann wieder Theater gespielt, in Bielefeld, Karlsruhe, und ich bekam auch gute Rollen, aber das Gehalt war natürlich knapp für uns vier, reichte hinten und vorn nicht, zumal Caterina ja schon studierte. Es war eine irrsinnige Umstellung für uns alle. Nie werde ich diese Jahre vergessen.

Dann kam noch etwas hinzu, was ich vorhin schon andeutete und was diesen ganzen »Existenzkampf« sehr erschwerte, nämlich eine merkwürdige Wesensveränderung bei mir. Als mein Mann noch lebte, war ich einfach so viel entscheidungskräftiger als jetzt, da habe ich Dinge entschieden, das wäre mir jetzt völlig undenkbar. Da habe ich seine Programme gemacht, seine Tourneen organisiert. Natürlich hatte ich seine Erlaubnis, ich wußte, was er wollte, aber alle Einzelheiten hab ich völlig selbständig entschieden. Auch die Finanzen und den Unterricht der Kinder, Steuersachen usw. Das ging alles sehr gut, ich fühlte mich dem Ganzen vollkommen gewachsen. Ich wußte, er ist ja da! Heute habe ich viel, viel mehr Zweifel und Skrupel. Auch wenn ich's gut gemacht habe, ist keiner mehr da, der mich lobt oder mir auch nur stillschweigend das Gefühl gibt, *daß* ich es gut gemacht habe. Oder auch kritisiert.

Ich bin so unsicher geworden.

Ich hab mich dann gesellschaftlich vollkommen zurückge-

zogen, eigentlich ganz bewußt isoliert. Ich habe nämlich einen ausgesprochenen »Witwenkomplex«. Das kommt daher, weil früher, wenn Bruno moderne Werke aufführte, oft die Witwen der jeweiligen Komponisten dabei waren, und meistens mit ziemlich eigenwilligen Vorstellungen und Wünschen. Dann warf er immer die Arme hoch und rief: »Ach, diese Witwen, ach, diese Witwen!«
Ich gehe ungern auf Einladungen, weil ich mich da meist besonders allein fühle. Ich weiß eben nicht, sprechen die Menschen mit mir, weil sie wirklich mit mir sprechen wollen oder weil sie denken, um die muß man sich mal kümmern. Früher habe ich natürlich auf Parties geflirtet, wie jede normale Frau das tut, im vollen Gefühl meiner Sicherheit. Jetzt denke ich, um Gottes willen, da könnten ja Konsequenzen kommen, die ich überhaupt nicht will. Trotzdem sucht man vielleicht doch so ein bißchen Selbstbestätigung und zuckt dann sofort zurück wegen dieser entsetzlichen Angst, daß ja die Frauen nicht mehr normal auf einen reagieren, nämlich sofort als Nebenbuhlerin, und die Männer genausowenig, meist entweder zu stürmisch oder zu unsicher. Es ist in der Gesellschaft für eine alleinstehende Frau, verheiratet gewesene Frau unheimlich schwer, den richtigen Modus zu finden, innerhalb dieser Gesellschaft als freier Mensch existieren zu können. Einmal haben mich die beiden Mädchen mitgenommen, und die sagten mir hinterher: »Mami, was ist denn bloß mit dir? Du hast den ganzen Abend noch nicht mal gegrinst. Du hast stur auf dem Stuhl gesessen wie eine verkrampfte Ziege.« Ich kann dann nicht über meinen Schatten springen. Und wenn man mal fröhlich ist, fängt man aber mit Sicherheit ein Wort oder einen Blick auf, so etwa: »Die hat den Tod ihres Mannes aber gut verkraftet!« Lustige Witwe! Und wenn man still ist, denken sie: So ein Trauerkloß. Nun, ich finde, es gehört sehr viel Mut dazu, sich dem allen zu stellen. Ich ziehe mich lieber in die

Familie zurück, auch wenn das eine gewisse Isolation bedeutet.
In Gedanken an die Zukunft hab ich am meisten Angst vor der Einsamkeit. Wenn eines Tages mal kein Kind mehr da ist, das ich umsorgen kann – gar nicht auszudenken! Ich weiß nicht, was ich dann tue, ich kann es mir überhaupt noch nicht vorstellen. Es gibt Leute, die mir sagen: »Dann hast du mehr Zeit, dann kannst du dein Leben genießen.« Ja, mit Bruno zusammen hätte ich sicher das Leben noch genossen, aber ohne ihn kann ich das nicht. Meine Erlebnisfähigkeit ist ja halbiert.
Ganz schlimm ist das im Urlaub. Zuerst bin ich immer so kaputt und übermüdet, dann schlaf ich tagelang wie ein Murmeltier. Ich liege in der Sonne und schlaf und schlaf, mach mal ein Auge auf, aber sofort wieder zu. Dann kommen ein paar Tage, wo ich mit den Kindern herumalbere und Spaß mit ihnen habe. Und dann wird es schlimm. Dann werde ich derartig überfallen von Erinnerungen und Wünschen und Sehnsüchten, das kann ich gar nicht lange aushalten. Immerzu denk ich dann: Wenn er bloß hier wäre! Er war ja auch, nun mal ganz abgesehen von der Musik, ein sehr gebildeter und höchst anregender Mann. Dieser abgeschnittene Dialog – das ist ganz fürchterlich. Wie hat er sich für Politik interessiert, und jetzt weiß er nicht, daß die Amerikaner Reagan gewählt haben! Es ist einfach so irrwitzig, daß das Leben weitergeht ohne ihn. Aber, um noch einmal auf den Urlaub zurückzukommen: Wenn ich dann so ausgeruht bin, kein Zeitdruck da ist und ich rund herum neiderfüllt die glücklichen Paare herumhüpfen sehe, dann ist da natürlich die ganze angestaute Sehnsucht nach körperlicher Wärme, nach Zärtlichkeit und Sex, und dann hilft überhaupt nichts, da muß ich mich bald wieder in die Arbeit stürzen.
Und der gutgemeinte Ratschlag: »Dann mußt du eben wieder heiraten, wieder einen Freund finden«, hilft da auch

nicht weiter. Ich bin ja innerlich von Bruno so stark »besetzt«, da kommt doch was anderes überhaupt nicht ran, dem anderen täte man ja auch dauernd Unrecht durch das Vergleichen. Man will das ja gar nicht, aber es läßt sich nicht vermeiden, dafür war Bruno eine viel zu starke Persönlichkeit. Das ist dies ewige Dilemma: Der Wunsch nach der *Gegenwart* eines geliebten Menschen, nach jemandem, der mal fragt, wie geht es *dir,* für den man sich mal schön machen möchte, der einen als Frau bestätigt (denn dafür genügen die Kinder eben nicht), und diese Tatsache, daß ich zu einer neuen Beziehung wohl kaum fähig wäre, weil die alte durch ihre Absolutheit noch so nachwirkt. Ich glaube, daß Frauen sich eben doch noch totaler an eine Beziehung ausliefern. Ich jedenfalls würde, auch wenn ich noch so genau *weiß,* daß Bruno tot ist, eine neue Beziehung als Untreue ihm gegenüber empfinden. Natürlich weiß ich, wie irrational das ist. Aber es stimmt eben nicht, daß »der Tod uns scheidet«; er scheidet uns nicht.

Ein paar Monate nach Brunos Tod ging ich zunächst zurück zum Theater. Da wäre vielleicht eine Möglichkeit gewesen, mich als mich selber wiederzufinden, da ich ja das in dem Moment aufgab, als ich Bruno richtig gefunden hatte; ich hätte daran anknüpfen können. Aber gerade dieses Anknüpfen an etwas, das vor achtzehn, zwanzig Jahren passiert ist, das war dann unmöglich, das kann man auf der Bühne nicht vollziehen. Ich bin ein anderer Mensch geworden.

Ich war damals eine Jugendlich-Naive, war eine talentierte Schauspielerin, stand im Mittelpunkt des Geschehens, ging aus diesem Kreis heraus und fand einen neuen, ganz anderen Mittelpunkt. Ich konnte nicht zu diesem Anfangspunkt zurückfinden, um mich von da aus vielleicht noch einmal neu als Schauspielerin weiterzuentwickeln. Es lag zuviel dazwischen, ich hatte nicht die Kraft, diese ganze innere Erfahrung unendlich reicher, voller Jahre für die Bühne umzusetzen. Ich war nicht mehr das junge Mädchen von damals. Meine innere Entwicklung hatte sich mit meiner Bühnenentwicklung sozusagen auseinandergelebt. Auch dem Drum und Dran fühlte ich mich nicht mehr gewachsen, dieser ungeheuren Anspannung, die es bedeutet, sich in dem ewigen Kleinkrieg und den fürchterlichen Prestigekämpfen in diesem Beruf zu behaupten. Das war mir alles so fremd und widerlich geworden, im Grunde auch unwichtig. Der ursprüngliche Antrieb, da etwas wiederzufinden von meinem früheren Ich, eine Art Wunschtraum, endete dann doch in einer Sackgasse. Ich war einfach, trotz äußeren Erfolgs – denn die anderen fanden es gut, was ich da machte – dem Ganzen entwachsen.

Ich suchte nun nach etwas, wo ich zwar meine verschiedenen Begabungen einsetzen könnte, was aber nicht mit früheren Erfahrungen und Erinnerungen belastet war. Und da kam eines Tages vor etwa drei Jahren eine Französin, die mich fragte, wer meine Kleider entwerfe. Tatsächlich hatte ich die immer selber zusammen mit einem in Italien lebenden deutschen Designer entworfen. Sie fragte mich, ob ich etwas für ihre Modenschau machen wollte. Innerhalb von sechs Wochen habe ich zwölf Modelle entworfen und allein hergestellt. Alles wurde schon während der Schau verkauft. Meine Töchter sagten: »Das ist es, Mami. Auf geht's!« Tja, und dann habe ich die Ärmel hochgekrempelt und bin an die Arbeit gegangen. Ich hatte ja in diesem Beruf keinerlei Erfahrung, ich mußte sehr viel nachholen. Am meisten zugute kommt mir natürlich meine malerische Begabung, mein Sinn für Farben und Formen. Ideen habe ich reichlich, und meine Entwürfe sind gut zu realisieren und tragbar.

Mein »Modello«-Abenteuer weitete sich binnen kürzester Frist zu einem ausgewachsenen Frankfurter Modesalon aus mit einer Schneidermeisterin und zwei Gesellinnen. Finanziell ist das Ganze allerdings mehr als abenteuerlich. Ich bin, für mich allein, leider keine gute Geschäftsfrau. Ich habe zwar einen guten Kundenkreis, aber bei manchen meiner Kundinnen sind sozusagen die Augen größer als der Magen. Sie bestellen zwar, zahlen aber ewig nicht. Mahnen geht schlecht, dann wird die Kundin (oder ihr bis dato unwissender Mann!) sauer. Angesichts der monatlichen Verpflichtungen, Miete, Gehälter usw., gerate ich oft genug in Panik. Die Angestellten lasse ich nie hängen, das geht gar nicht, die haben ihre eigenen Verpflichtungen. Aber manchmal wird mir ganz schwummerig angesichts all der Verantwortung. Trotzdem lad ich mir immer neue Verpflichtungen auf, damit ich bloß nicht zum Atemholen komme. Natürlich macht es mir auch Spaß, und ich bin oft erstaunt über mich selbst, daß es überhaupt geht, daß mir immer wieder etwas einfällt. Auf der Düsseldorfer Messe zum Beispiel machen sie immer eine »Promotion-Schau«, sonst immer internationale Modemacher, dieses Jahr aber nur für deutsche, unter dem Motto »Deutschland macht Mode«. Und siehe da, meine Person ist unter den fünf Leuten, die eingeladen wurden mitzumachen. Es gibt wirklich viele gute Modemacher in Deutschland, und ich kenne niemand, durch dessen »Schubkraft« ich vielleicht in diese Auswahl gekommen wäre. Die haben einfach auf der letzten Messe meine Modelle gesehen, und das macht mich natürlich unheimlich stolz.

Für so etwas plane ich auch im voraus, aber ich plane nicht »für die Zukunft«. Bruno und ich haben für die Zukunft geplant, wie zum Beispiel das Haus in Florenz aussehen müßte, unter dessen riesigem Dach die ganze Familie mitsamt Enkelkindern und Schwiegersöhnen vereint sein würde. Es entspannen sich heftige Diskussionen über meinen Einwurf, was denn geschähe, wenn einer der Schwiegersöhne in Tokio oder New York arbeiten würde.

Das brachte ihn ganz außer Fassung, das kam für ihn gar nicht in Frage.
Mein Leben heute ist ein Aktionsleben. Es geht finanziell und seelisch ums Überleben. Ich lebe im weitesten Sinne von der Hand in den Mund.

Das Interview wurde 1980 aufgenommen.

Nachwort

Seit einiger Zeit befassen die Medien sich in zunehmendem Maße mit Randgruppen der Gesellschaft, deren schwierige Existenz in den Jahrzehnten des Wiederaufbaus und allgemeinen Strebens nach materieller Zufriedenheit in den Nachkriegsjahren mit gutem Erfolg aus dem Bewußtsein verdrängt worden war. Film, Fernsehen und Presse haben die Probleme der Alten und der Behinderten, der Süchtigen und der Homosexuellen, der Alleinerziehenden oder der Nur-Hausfrauen entdeckt. Ein sensibilisiertes öffentliches Gewissen nimmt sich ihrer an und verschafft ihnen Gehör.

Es ist erstaunlich, wie sich trotz dieser Sensibilisierung das öffentliche Bewußtsein der Problematik von Tod und Trauer immer noch weitgehend verschließt. Ich halte hier mehrere Erklärungen für möglich. Einmal ist Trauer meines Erachtens kein gesellschaftlich teilbares, sondern ein individuelles Gefühl. Alexander und Margarete Mitscherlich haben in ihrem berühmten Buch den Deutschen die Unfähigkeit nachgewiesen, über ihre schuldbeladene Vergangenheit zu »trauern«, doch handelt es sich bei diesen gesellschaftlichen Prozessen wohl eher um Gefühle der Scham, des Entsetzens und der Gewissensnot. Trauer im eigentlichen Sinne ist ein individuelles seelisches Erleben nach dem Verlust eines Menschen, mit dem der Trauernde eng verbunden war. Das Persönliche des Verlustes schließt im Grunde genommen eine gesellschaftliche Gruppierung aus.

Zum anderen ist der ganze Bereich um Tod und Trauer stark von Vorurteilen und Verdrängungen belastet. In unserem Fall fängt es schon an mit dem Wort »Witwe«. Ich habe etwas gegen dieses Wort und benutze alle möglichen Umschreibungen, um diesen Ausdruck mit seinen vielerlei negativen Assoziationen zu umgehen. Man denkt an dunkle Wohnküchen und bittere graue Frauen, man denkt ebenso an die seit Jahren zum hämischen Slogan gewordene »lustige Witwe« sowie an die an Bosheit kaum zu überbietende Wendung von der »trauernden Witwe«, als sei das Zusammentreffen von Witwentum und Trauer ein bemerkenswertes Phänomen.

Diese Vorurteile haben offenbar eine lange Geschichte. In einem Hirtenbrief schreibt der Apostel Paulus dem Timotheus (1. Tim. 5,5–15): »Ehre die Witwen, welche rechte Witwen sind . . . Das aber ist recht eigentlich eine Witwe, die einsam ist, die ihre Hoffnung auf Gott stellt und bleibet am Gebet und Flehen Tag und Nacht. Welche aber ihren Lüsten lebt, die ist lebendig tot . . . Junge Witwen aber weise ab; denn wenn sie ihrer Begier nachgeben Christus zuwider, so wollen sie freien und haben dann das Urteil auf sich, daß sie die erste Treue gebrochen haben. Daneben lernen sie Müßiggang, wenn sie durch die Häuser laufen; nicht allein aber sind sie faul, sondern auch geschwätzig und vorwitzig und reden, was nicht sein soll. So will ich nun, daß die jungen Witwen freien, Kinder gebären, haushalten, dem Widersacher keine Ursache geben zu lästern. Denn es haben sich schon etliche abgewandt dem Satan nach.«

Auf weltlicher Ebene ist die Figur der mannstollen Witwe seit eh und je fester Bestand der Komödienliteratur. In dem Schwank des Petronius über die »Matrone von Ephesus« aus dem 1. Jahrhundert n. Chr. schwört eine untröstliche Witwe, das Grab ihres Mannes nicht zu verlassen, und läuft unmittelbar darauf mit einem neuen Liebhaber davon. Von hier zu der Fernsehansage einer Boulevardkomödie über eine »lebenslustige, attraktive Witwe« ist es nur ein Schritt.

Die Unterstellung – nicht nur in der Komödie –, eine jüngere Witwe habe nichts anderes im Sinn, als sich schnell wieder »einen Mann zu angeln« und diesen womöglich einer anderen wegzunehmen, ist infam und macht es diesen Frauen fast unmöglich, sich unter anderen Menschen unbefangen zu bewegen; angesichts einer größeren Ansammlung alleinstehender Frauen aber sind hämische Bemerkungen an der Tagesordnung. Diejenigen, die ihren Kummer nicht verstecken, die von dem Verstorbenen sprechen möchten und womöglich gar dabei weinen, verursachen Verlegenheit und Irritation, sie erinnern an unsere eigene und unserer Nächsten Vergänglichkeit und damit an Tatbestände, die wir sonst verdrängen. Auch fällt es den meisten Menschen aufs Gemüt, einen anderen leiden zu sehen, und so verschanzt man sich nur allzu rasch hinter der Hoffnung, so schlimm könne es nun wohl nicht mehr sein. Und wie schnell steht über die vielen tapferen Frauen, die, ihren Kindern und ihrer näheren Umgebung zuliebe, ihren Kummer hinter einer Haltung verbergen, die nach außen hin auch Lachen und Fröhlichkeit zuläßt, das Urteil fest: »Die ist aber leicht darüber weggekommen!« Wie sie es auch macht, die Witwe ist ein Störfaktor. Die Schwäche ihrer Position wird ihr von der Gesellschaft unbewußt als Schuld ausgelegt, wodurch sich die vielfältig verästelten Schuldgefühle der Gesellschaft gegenüber den Witwen offenbar leichter ertragen lassen.

Es ist bemerkenswert, daß die hier angestellten Überlegungen nicht auf die Witwer zutreffen. Man betrachtet sie weder als gesellschaftliche Gruppe noch gar als einen »Stand«, sondern als Individuen, die von einem Schicksalsschlag betroffen sind. Wem würde es schon einfallen, sie wegen ihrer Trauer zu meiden oder etwa einer neu eingegangenen Bindung wegen zu kritisieren? Im Gegenteil, die Familie, Freundinnen der Frau und Bekannte nehmen sich des Hilflosen verstärkt an. Der Mann verliert im allgemeinen durch den Tod seiner Frau weder sein Selbstwertgefühl noch sein Ansehen in der Gesellschaft.

Es gibt in der Bundesrepublik rund 5,4 Millionen verwitwete Menschen. Davon sind 4,6 Millionen Frauen, 775 000 Männer. Diese Diskrepanz erklärt sich nur zum Teil aus der großen Zahl der noch lebenden Kriegerwitwen sowie aus der Tatsache, daß Frauen im Durchschnitt eine um fünf Jahre höhere Lebenserwartung haben. Ich sehe noch eine andere, wichtige Erklärung für dieses Zahlenverhältnis in der Tatsache, daß Frauen, die glücklich verheiratet waren, aus inneren Gründen nur selten wieder heiraten, während ein Mann nach glücklicher Ehe es oft allein einfach nicht aushält. Einer neuen Bindung stehen ihm – anders als der Frau – meist keinerlei moralische Vorurteile im Wege. Mit diesen Hinweisen soll keinesfalls gesagt sein, daß ein Mann unter dem Verlust der geliebten Frau weniger leidet, als es umgekehrt der Fall sein kann. Oft ist seine Verlorenheit sogar besonders groß. Nur werden innere und äußere Trauer bei ihm in der Regel anders verarbeitet. Und eben dies ist der Grund, der einzige Grund, weshalb hier nur Frauen zu Wort kommen. Ich bin jedoch überzeugt, daß auch viele Witwer ihre eigenen Erfahrungen in weiten Teilen des Buches wiederfinden werden.

Wer diese Berichte gelesen hat, wird vermutlich berührt sein von dem großen Ichverlust, der tiefgreifenden Veränderung des Lebensgefühls auch solcher Frauen, die in ihrer Ehe starke und selbständige Persönlichkeiten waren. Vielleicht fragt sich der eine oder andere: Ist so viel Leiden notwendig? Haben diese Frauen nicht irgend etwas falsch gemacht? Es gäbe meiner Ansicht nach nur eine Möglichkeit, das Ich vor so tiefem Absturz zu bewahren: sich gar nicht erst so eng mit einem anderen Ich zu verbinden, also weniger zu lieben. Ich glaube aber, daß bei dieser – heute so häufig versuchten – Selbstbewahrung, dem vorsichtigen Sich-Zusammentun auf Zeit, sich das totale Zusammengehörigkeitsgefühl, die absolute Vertrautheit, eben das, was wir, etwas altmodisch, als »glückliche Ehe« bezeichnen, einfach nicht herstellen läßt. »Wenn ich jemand sagen höre, lieben bedeute, die eigene Freiheit und Integrität zu verlieren, frage ich mich, ob wir von dem selben Gefühl sprechen« (Anne Philipe). Ich sehe jedenfalls keinen Ausweg aus dem Dilemma und halte es für eine der Grundtatsachen der menschlichen Existenz, daß auf das größte Glück oft das größte Unglück folgt.

Diese Gedankengänge beschäftigen die Dichtung seit langem. Das Thema der Trostlosigkeit über Liebesverlust zieht sich seit der Mitte des 18. Jahrhunderts durch die Literatur. Seit mit dem Beginn der Aufklärung das einstmals Absolute in Frage gestellt wurde, seit die Entscheidung zu Gott zunehmend zur persönlichen Glaubensentscheidung geworden war, wurde in der Dichtung die Liebe als »Tochter Gottes« als allein bindende und erlösende Macht mit geradezu religiöser Funktion auf den leerstehenden Thron des Vaters gehoben. In Hölderlins Ode ›Die Liebe‹ »wandelt der Gott«, entfernt von den Menschen, längst »sorglos über dem Haupt uns«. Als »ein Zeichen der schönern Zeit kommend/Die wir glauben, erwächst einzig genügsam noch/Einzig edel und fromm über den ehernen,/Wilden Boden die Liebe,/Gottes Tochter, von ihm allein.« In Novalis' ›Hymnen an die Nacht‹ und in ›Heinrich von Ofterdingen‹ verschmilzt der Gedanke an die Geliebte mit dem an die Gottesmutter. In den ›Leiden des jungen Werthers‹, in den ›Wahlverwandtschaften‹, in unzähligen Werken des 19. Jahrhunderts bedeutet der Verlust der Liebe zugleich den Verlust des Lebens. In der modernen Literatur ist eines der schwersten und häufigsten Leiden des Menschen seine Unfähigkeit zur Kommunikation mit einem Du. Hier ist der Mensch nicht mehr fähig, überhaupt zu lieben, ist also des letzten Trostes beraubt. Merkwürdig aber ist, daß fast überall Klage und Trauer über die Trennung von einem noch lebenden Menschen herrschen, nicht von einem Verstorbenen.

Zwei Bücher haben mir nach dem Tode meines Mannes persönlich am meisten geholfen: Marie Luise Kaschnitz, ›Dein Schweigen meine Stimme‹ (Wilhelm Heyne Verlag, München 1979) und Anne Philipe, ›Nur einen Seufzer lang‹ (Rowohlt Verlag, Reinbek 1964).

Zum Abschluß noch eine Bemerkung zum Auswahlprinzip der hier vorgelegten Berichte: Da sich die wenigen bisher zum Thema erschienenen Veröffentlichungen fast ausschließlich mit den finanziellen Härten, jedoch kaum mit den seelischen Nöten nach Partnerverlust befaßten, habe ich mich bewußt vorwiegend auf letzteres konzentriert. In zwei der Interviews nimmt die Bedrängnis durch finanzielle Schwierigkeiten und äußere Lebensumstände einen breiteren Raum ein. Es sind dies zufällig die gleichen, bei denen ich wegen der außergewöhnlichen Lebensgeschichten eine ausführlichere Mitteilung für gerechtfertigt hielt. Der Beitrag, der eine Hinwendung zu anthroposophischen Glaubensinhalten schildert, steht stellvertretend für andere Möglichkeiten religiöser Entwicklung. Alle an dem Buch Beteiligten waren damit einverstanden, daß ihre Beiträge unter eigenem Namen erscheinen.

Das Buch wendet sich in erster Linie an Menschen, die sich in ähnlicher Lage befinden. Ferner richtet es sich an alle, die den Betroffenen helfen möchten, sich aber über Mittel und Wege nicht recht im klaren sind. Und schließlich wünsche ich dem Buch Leser, denen es einfach zu denken gibt, sowohl über den Tod wie über das Leben.

Marlene Lohner

Was willst du, du lebst

Trauer und Selbstfindung in Texten
von Marie Luise Kaschnitz

Ausgewählt und eingeleitet
von Marlene Lohner

Band 10728

Thema der für diesen Band ausgewählten Prosatexte und Gedichte von Marie Luise Kaschnitz, ist der Tod des Lebenspartners, sind Trauer, Verlustschmerz und das Jahre dauernde, allmähliche Zurücktasten ins Leben. Unsentimental und mit großer Sprachkraft hat die Dichterin ihre eigenen Erfahrungen aufgezeichnet, die denen vieler Menschen mit einem ähnlichen Schicksal entsprechen. Manche ihrer Texte erscheinen, in diesem Zusammenhang betrachtet, in neuem Licht. Die Literaturwissenschaftlerin Marlene Lohner, die sich seit langem mit dem Werk von Marie Luise Kaschnitz beschäftigt, führt die Textsammlung mit einem großen biographischen Essay ein; es ist die erste und bisher einzige ausführlichere Darstellung des Lebens von Marie Luise Kaschnitz.

Fischer Taschenbuch Verlag

fi 759 / 3